学医路上见闻录

谷越涛 编著

学苑出版社

图书在版编目（CIP）数据

学医路上见闻录 / 谷越涛编著 . — 北京：学苑出版社，2024.4
ISBN 978-7-5077-6920-3

Ⅰ . ①学… Ⅱ . ①谷… Ⅲ . ①中医学—普及读物 Ⅳ . ① R2-49

中国国家版本馆 CIP 数据核字（2024）第 058221 号

出 版 人：洪文雄
责任编辑：黄小龙
出版发行：学苑出版社
社　　址：北京市丰台区南方庄 2 号院 1 号楼
邮政编码：100079
网　　址：www.book001.com
电子邮箱：xueyuanpress@163.com
联系电话：010-67601101（营销部）、010-67603091（总编室）
印 刷 厂：廊坊市海涛印刷有限公司
开本尺寸：710 mm×1000 mm　1/16
印　　张：13.25
字　　数：195 千字
版　　次：2024 年 4 月第 1 版
印　　次：2024 年 4 月第 1 次印刷
定　　价：98.00 元

编写者

编　著：谷越涛

整　理：（顺序由谷越涛排定）

　　　　谷韵飞　谷右天　于秀梅

　　　　刘　娜　谷秋昱　谷万里

　　　　陈德光　王文晓

插　图：耿　瑾

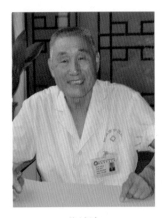

谷越涛

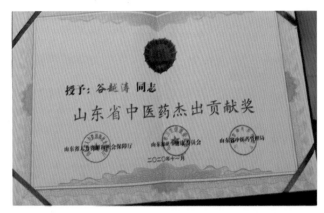

谷越涛 2020 年被授予"山东省中医药杰出贡献奖"

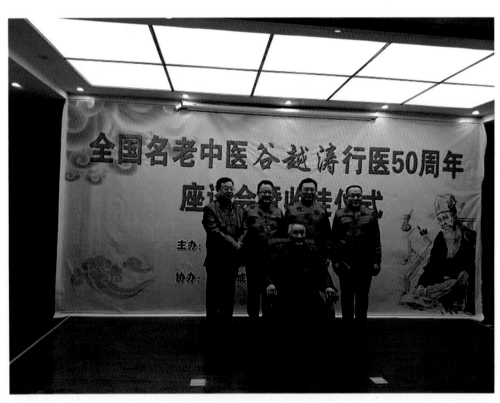

谷越涛行医 50 周年座谈会合影

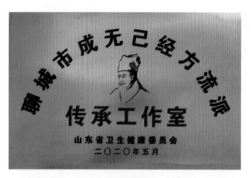

聊城市成无己经方流派传承工作室于 2020 年
挂牌

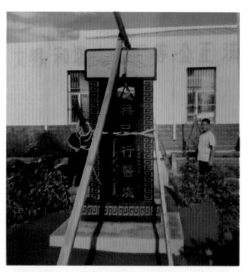

谷越涛、谷万里代表成无己研究会为成无己
行医处立碑

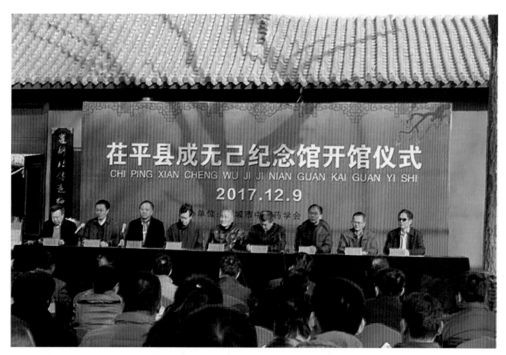

成无己纪念馆开馆（主席台正中为谷越涛）

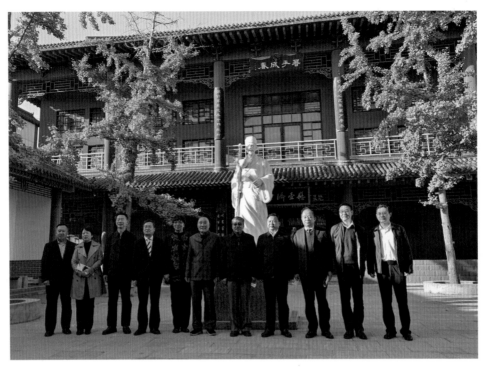

谷越涛（右六）一行于成无己纪念馆留念

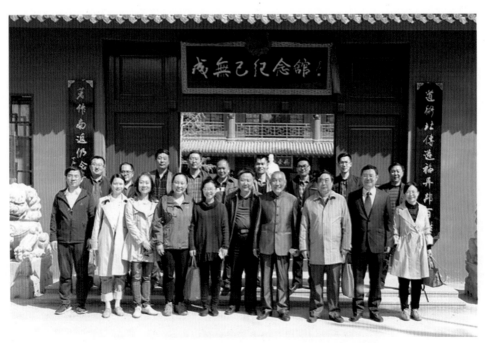

谷越涛（前排右四）携部分弟子于成无己纪念馆合影留念

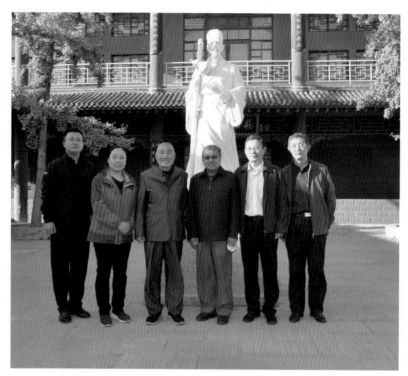

谷越涛与王新陆（左三、左四）及弟子于成无己纪念馆留念

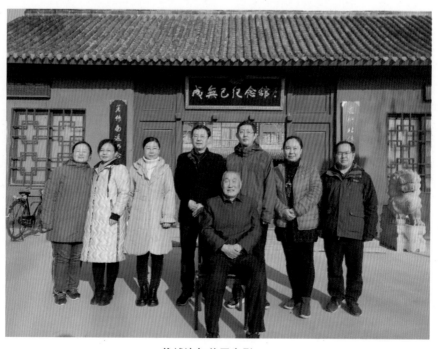

谷越涛与弟子合影

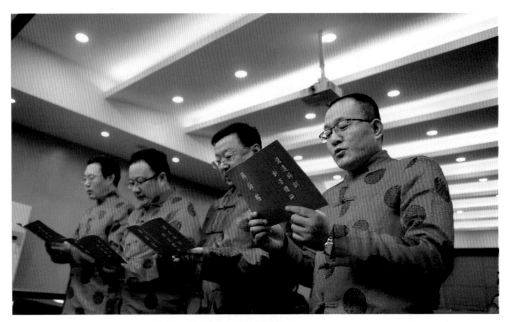

谷越涛弟子拜师仪式

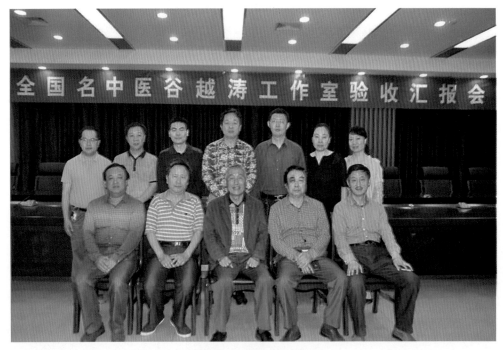

谷越涛工作室验收汇报会

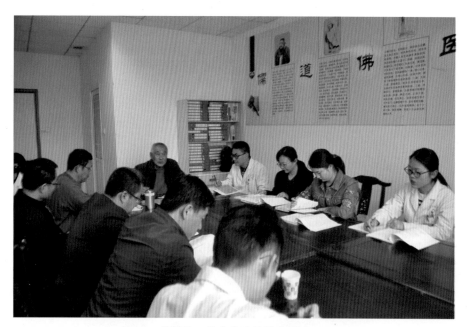

谷越涛工作室伤寒读书会活动

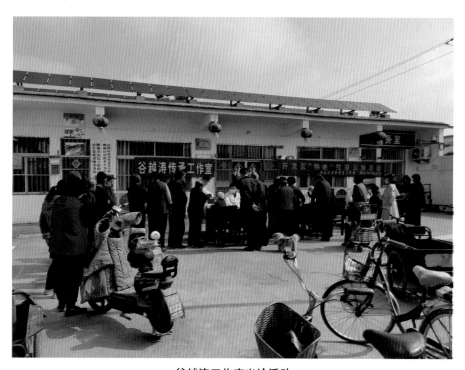

谷越涛工作室义诊活动

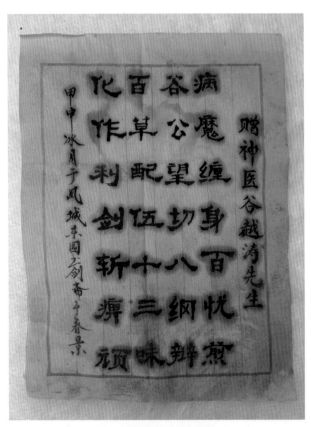

赠神医谷越涛先生

病魔缠身百忧煎
谷公望切八纲辨
百草配伍十三味
化作利剑斩痹顽

甲申冰月于凤城东园二剑斋主春景

患者为感谢谷越涛题诗

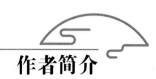

　　谷越涛，1943 年 2 月生，山东省聊城市阳谷县人。1968 年毕业于原山东中医学院 6 年制本科，主任医师，山东中医药大学兼职教授，第三、四、六批全国老中医药专家学术经验继承指导老师，山东省名老中医，山东省名中医药专家，山东省首届名中医药专家学术继承工作指导老师，山东省五级中医药师承教育工作指导老师，首届聊城市名老中医，山东省中医药学会理事，聊城市第十届、第十一届党代表会议代表，聊城市中医药学会原会长，聊城市中医药学会顾问。2011 年由国家中医药管理局批准成立全国名老中医药专家传承工作室——谷越涛名中医工作室。2019 年 4 月成立山东省名中医药专家谷越涛专家工作室。

　　谷越涛从医五十余年，潜心研究《内经》《伤寒论》等经典文献，旁及中国传统文化的理论探讨。临床注重在理论指导下辨证论治，辨证求准，用药求精，疗效求速，不能模棱两可，方中药味不可多一味，也不可少一味，从而探索出"五最"：用最少的药味，最小的剂量，最便宜的药物，达到最快、最高的疗效——这是他临床最大的特点。

　　谷越涛精于疑难杂病的辨证治疗，善于抓住病机，独辟蹊径，屡起沉疴。临床推崇仲景的辨证论治之道，擅用经方，却又不囿于经方，根据病证，何方最佳，即选何方。典型病例，不胜枚举。1995 年第 12 期《山东中医杂志》"齐鲁医林人物"专栏以《疑难杂病辨治名家——谷越涛》为题对其学术经验做了专篇介绍。

　　在 50 年的临床实践中，谷越涛勤于笔耕，保留了大量宝贵的临床资料，并不断总结经验，先后在国家和省级学术刊物发表论文 50 余篇，所撰论文《热入血室证》发表后，又被选载于全国高等医药院校教材第五版《伤寒论讲义》中；其研制的院内制剂"清中化湿丸"，填补了国内空白，取得了良好的社会和经济效益。2007 年中国中医药出版社出版的《名老中医之路续篇（第 1 辑）》，收录了其行医历程、临床经验和学术思想。谷老业绩先后被载入二十余部人物

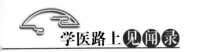

辞典。

  谷越涛 2001 年被山东省政府纠风办和山东省卫生厅评为"山东省卫生系统行风建设标兵";2005 年 2 月被山东省卫生厅评为"全省卫生系统廉洁行医树新风先进个人";2007 年 3 月被聊城市委、市政府评为"感动聊城十佳文明市民";2018 年 5 月被山东省医师协会授予"国医杰出贡献奖";2020 年 12 月被授予"山东省中医药杰出贡献奖"。

调理是治疗的
最高境界

谷越涛

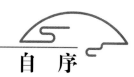

1962年夏，我考入原山东中医学院医疗系6年制本科，毕业后留校任教并在山东省中医院内部上班，当时的内科主任是给我们讲《内科学》的周凤梧老师。

在省中医院，遇到的大多是慢性病，这期间我越来越感到要想真正单用中医药治病，取得这方面的经验，必须到基层去，到农村去。后来，有一个机会，我要求调到了公社医院，成了"逆行者"，在很多人看来，这是难以理解的。

在基层医院，我一干就是9年，遇到多种急危重症、疑难杂症，均力求单用中医疗法治疗，包括针灸、推拿、土方、单方、验方、精炼的中药方，取得了很好的疗效。在这方面，取得了经验，获得了难得的体会，逐渐加深了对中医理论的感悟。

在校是学中医，在临床实践中更是学中医、用中医，所以我把学中医、用中医都称之为"学医路上"，到现在八十岁了，仍然在临床实践中学中医。在中医学这个博大精深的宝库里，真是学无止境啊！

60年的学中医路上，我除了看病、写论文、搞科研外，在饭后茶余还有些逸闻趣事、灵光闪现的小火花，随时记录下来，让我的儿孙们、学生们看一看，应该有所裨益。

为什么说一定要让我的后辈们看一看此书呢？因为他们都是学中医、用中医的"真"中医。

大儿子谷万里，山东中医药大学的硕士生，北京中医药大学的博士生，主任医师，青岛大学医学院硕士生导师，山东省名中医。

大儿媳张梅红，山东中医药大学的硕士生，主任医师，聊城市名中医。

二儿子谷右天，山东中医药大学本科生，主任医师，优秀青年医学专家，山东省名中医。

二儿媳于秀梅，山东中医药大学硕士生，主任医师，科主任，现为山东中医药大学硕士生导师，山东省名中医。

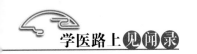

大孙女谷秋昱，山东中医药高专毕业，正准备考研。

二孙女谷韵飞，山东中医药大学的八年制本硕连读生。

知道了这些情况，你就可想而知，我有责任，让他（她）们在继承、挖掘中医学这伟大宝库中，为伟大的祖国作出自己的贡献。

本书主要包括回顾我五十余年从医生涯的所学所思、所见所闻及其学术成果，由孙女谷韵飞等整理，并按照整理时间的先后排序编著。

谷越潭

2022 年 3 月 24 日（农历二月二十二）

（谷韵飞整理）

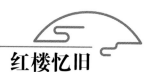

1962 年夏，我考入山东中医学院（山东中医药大学前身）6 年制医疗系本科班。那时，学校还没有校舍，暂在济南市十二马路道德北街的济南护校上课，第二年春搬到济南市东南的山东省卫生干校、济南卫校上课。后来把此校划归为山东中医学院的校舍。

刚搬来时，校园中间偏东的地方有一处小操场。小操场西边有两座楼，前面的是一座四层高的学生宿舍楼，后面是一座两层红砖楼，被称为教工宿舍楼，很多单身老师居住在这里。

1968 年夏，我毕业后留校任教，被安排在这座红砖楼二层的最西头一间屋子居住。大儿子谷万里就是在这里出生成长的。红砖楼二层中间的一间房子是张志远老师的宿舍，他曾给我们讲授过《中国医学史》。离得这么近，又是我尊敬的老师，所以我经常到张老师房间请教或聊天，深厚的师生情谊就是在这期间形成的。

万里出生后，我母亲来照顾我们，学校又把我房子旁边的一间给了我。万里三个月大时，一天下午一点半多，突然感觉到房子和床铺都抖动起来，床上悬挂的电灯泡在摆动。很快得知，是河北省邢台市发生了地震。

我这个房间东边相邻的一间是时任学校党委书记向克中午临时歇息的地方。有时我到他的房间聊几句，见他沏茶时茶叶放半杯多，讶然地问："放这么多茶？"向书记笑着说："我喜欢喝浓茶！"

这座小楼一直保留着，后来又当过研究生楼，最近听说把红色改成砖灰色。一座并不起眼的小红楼，很可能是现在山东中医药大学老校园内保留下来的唯一一座老建筑了！得天独厚，难得啊！命里注定了吧！

2022 年 7 月 29 日上午 10 点 29 分于威海杨家滩 102 室

（谷韵飞整理）

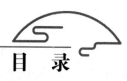

目　录

第一章

对任课老师的点滴回忆

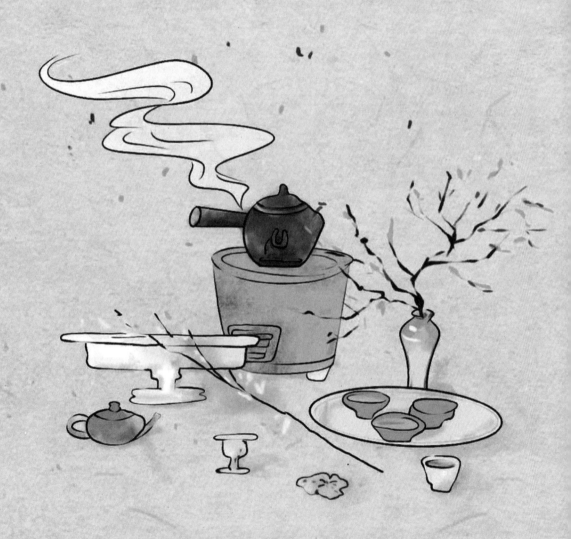

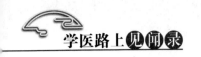

山东中医学院（现为山东中医药大学）建院于 1958 年，当年学院共招生两个班，五八·一班是六年制本科班，五八·二班是调干班，四年制专科班是从各地县选调的有一定中医基础的在职人员，有培训提高的任务。

五九级招两个本科班。六〇级招三个班，六〇·一、六〇·二是本科班，六〇·三是专科班，学制三年。六〇·三班，毕业后有的同学被分配到单位定为中专，后引起这部分同学的上访，有的给解决了，有的没有解决。

六一级两个本科班。六二级只招了一个本科班，50 人，是建院后招生人数最少的一年。这一年，国家经过三年经济困难时期，贯彻"调整、巩固、充实、提高"的方针，一些工厂下马，一些高等院校被撤销，中医院校尽管保留下来，但招生数量压缩到了最低。

六三级也仅招一个班，六四级、六五级各招两个班，1966 年"文化大革命"开始后，山东中医学院就停招了。

（谷韵飞整理）

《伤寒论》老师——李克绍教授

李克绍教授是国内外著名的伤寒学家，其代表作为《伤寒解惑论》，该书在伤寒的研究史上具有里程碑的意义。

《伤寒论》这门课程是李老师一个人给我们从头讲到尾的，他逻辑思维严谨，对《伤寒论》的讲解精准深刻，经得起临床推敲和验证。李老师的学术思想使我受益终身。我的儿孙们，全都是中医院校的高才生，有的已成为省名中医，或大学的硕士生导师。他们都受李老师学术思想的熏陶，在临床上取得了不俗成绩。

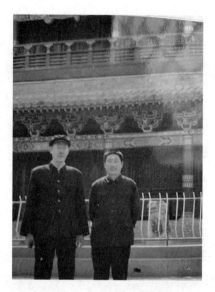

谷越涛（右一）和老师李克绍教授（左一）

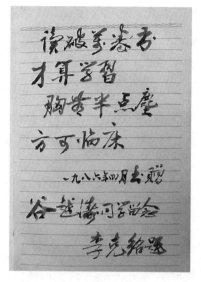

李克绍教授赠言

2022 年 3 月 4 日（农历二月初二）

（谷韵飞整理）

李克绍简介

　　李克绍（1910—1996），字君复，晚号齐东墅叟，山东省烟台市牟平区人，近代著名中医学家、伤寒学家，山东中医药大学教授，山东中医药大学"八老"之一。

　　李克绍教授 1910 年出生于山东省牟平县龙泉乡（现烟台市牟平区龙泉镇）一个农民家庭，他毕生致力于《伤寒论》的研究、应用和教学工作，提高了《伤寒论》的价值和地位，开拓了临床应用范围，是伤寒学的专家、大家，在国内外具有非常广泛的影响。

　　李克绍教授 7 岁入学，先是读 4 年制的国民小学，然后又升入高等小学读了 3 年。毕业后，由于家庭贫困，无力继续深造，只好辍学在家。当时，山东当局提倡读经，村里的龙泉小学开办起了读经补习班。由于可以兼顾家中的农活，于是李教授便晚上到校学习，前后在补习班读了 5 年。主要课程是"四书五经"、

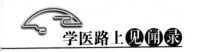

《左传》以及其他古文古诗等。这些课程的学习，帮助李教授奠定了深厚的文学基础，也为后来的中医学习创造了极为有利的条件。

李克绍教授19岁当上了小学教师，在从事教学工作的10年中，因感伤农村缺医少药、贫病交加的状况，从此开始一边教学，一边学医。他利用课余、晚间、假日的时间，口不绝吟，手不停抄，终于在无师自学的境况下，粗通了《内经》《难经》《伤寒论》《金匮要略》《本经》等经典著作，也阅读和背诵了很多后世医家的方药、杂病等医籍，并于1935年参加烟台中医考试时以第二名的优异成绩被录取。

李克绍教授取得合法行医资质之后，便弃儒从医。曾在原籍自设药房开业，在当地群众中颇有威信。后在烟台、大连等地挂牌行医。新中国成立后，在威海市联合诊所工作，1956年，联合诊所被国家接收，改为卫生所。1959年被调到山东中医学院任伤寒教研室讲师，后晋升为副教授、教授。1978年被国务院主管研究生教育部门批准为首批硕士研究生指导老师。李克绍教授曾任山东中医学院伤寒教研室主任、全国中医药学会仲景学说专业委员会顾问，并被聘为张仲景国医大学（现为张仲景国医国药学院）名誉教授。

李克绍教授治学非常严谨，也善于汲取民间经验。如李教授在胶东出诊时深受当地医生的影响（胶东属于沿海地区，很多人有腹泻的问题，当地人的腹泻非常有特色，且当地的医生先后总结了8种治疗腹泻的独特方法），注意采集腹泻的病例和处方，并按症分类。回到济南后李教授遍查典籍，同时对照处方进行研究，获益良多。此后数年间，他一直没有停止研究，通过广泛阅读、研讨病例，对于腹泻的治疗已炉火纯青，但是他没有止步，而是一直在思考，有一次在德州医校讲学，第一天的标题是"腹泻八法"。下课后，他在乡间散步，突然想起一个特殊的病例：逢春则泻，逢夏则止；上午泻重，下午则无。他想到，春应肝旺，而上午为寅卯，亦对应在肝，顿悟到这种腹泻是肝强脾弱所引起的。于是，第二天上课时，他又加了一法，名为"腹泻九法"。学生听后，无不感佩。后来，他在阅读典籍时，发现清代医家李士材也有"腹泻九法"，但只是简单提及，缺乏病例和病案说明。在后来几十年的临床和教学中，他不断将"九法"扩充，逐渐定型并补上丰富的现代医学病例和中医验案，为医学界所推崇。

李克绍教授博览群书，学识深厚，医理精湛，从医从教50余年，发表了大量的学术论著，在国内外极有影响。他毕生致力于《伤寒论》的研究和教学工作，在前人研究的基础上，对于《伤寒论》的理论价值和临床价值都有所开拓，是国内外著名的伤寒学大家。著作有《伤寒解惑论》《伤寒论串讲》《伤寒论语释》《伤寒百问》《漫谈胃肠病的中医治疗》《金匮要略浅识》（合作）等。其中，《伤寒解惑论》一书最能反映其学术观点，提出了很多具有划时代意义的观点，解释了很多长期困扰伤寒界的问题，影响远及我国香港、新加坡、日本等地，深受中医界好评。

《中国医学史》老师——国医大师张志远教授

张志远老师给我们通讲《中国医学史》。他知识渊博，被学生称为"活字典"；他讲课风趣，常引起哄堂大笑。我毕业后留校任教，并在山东省中医院内科上班，住在当时山东中医学院条件较好的教工宿舍楼。张志远老师住二楼中间，我住二楼最西头。晚饭后，我经常到张老师宿舍，请教当天在门诊上所遇到的问题。张老师常常引经据典，并指点我去翻查某某书的某某章节。那时我还做了不少记录。我和张老师有时彻夜长谈，了解到他学医、从医的坎坷经历，抗日战争时期颠沛流离，但总不舍得把医书丢下。这给了我很大激励，暗下决心一定要像老师那样，下毕生功夫把中医学好。

2022年3月4日（农历二月初二）

（谷韵飞整理）

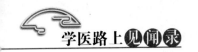
张志远简介

张志远（1920—2017），自号蒲甘老人，山东德州人，无党派人士，国医大师，山东省名中医药专家，山东名老中医，山东中医药大学教授，主任医师，从事中医医疗、教学、科研工作70余年。1987年被山东中医学院评为优秀教师；2003年被山东省卫生厅、山东省人事厅评为"山东省名中医药专家"；2014年被山东省卫计委、山东省人力资源保障厅评为"山东名老中医"；2017年6月29日，被人力资源和社会保障部、国家卫生计生委、国家中医药管理局授予"国医大师"荣誉称号，享受省部级先进工作者和劳动模范待遇；2019年9月29日被追授"全国中医药杰出贡献奖"。

张老师幼秉庭训，天资聪颖，刻苦好学，很早就奠定了坚实的古文基础，稍长即涉猎经、史、子、集而成为有名的学者，尤对易学深有体会，以致影响了其医学生涯。张老师少时学医，得到父辈及老师的指点，先理解中医基本概念，继而掌握基础理论，然后诵读《脉经》《汤头歌诀》等，再修临床课，始习外科、儿科，后及内科、妇科，羽翼渐丰，终以内科、妇科成家，尤长于妇科。举凡《内经》《难经》《伤寒论》以至后世诸家之书，更是无所不读，促使其医学理论日趋丰厚，造诣渐深。张老师青年时代悬壶鲁北，享誉一方，为广见闻，开拓思路，还广泛搜求各种史料，如正史、野史、笔记、小说等，虽鲐背之年，未尝释卷。以其学识渊博，人称"活字典"。

张老师1957年始先后执教于山东中医进修学校、山东中医学院，讲授中医妇科、伤寒、温病、中国医学史、中医各家学说等，医、教、研并举，知识渊博，经验丰富，先后担任原卫生部中医作家、全国中医各家学说研究会顾问、山东中医基础学会副主任委员、山东中医学会顾问、山东省高等学校教师职务高级评审委员会第一届学科评议组成员、山东省卫生厅医学科学委员会委员等职务。主编《中国医学史》《中医各家学说》《中医妇科学》《医林人物评传》《医林人物故事》等，主审《山东中医药志》、法文《中医名词字典》，辑有《张志远医论探骊》，穷40年之心血著成《中医源流与著名人物考》《空谷足音录》《诊余偶及》《蒲甘札记》等，发表论文400余篇，其中医易研究、孙思邈《千金方》探讨获国际会议优秀论文奖、中国中西医结合研究会学术贡献荣誉证书。培养研究生近20名，均成为医教研各领域的带头人。

《内科学》《妇科学》老师——周凤梧教授

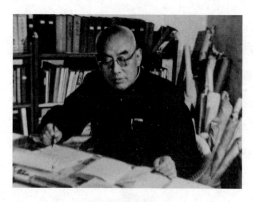

周凤梧教授

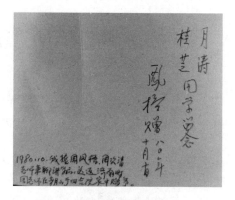

周凤梧教授赠谷越涛夫妇

周凤梧教授给我班通讲了《内科学》和《妇科学》。

毕业实习内科时，我在省中医院跟着周老师，那时每看一个病，学生都要先写"门诊实习试诊病历"，理、法、方、药各有栏目，最后一栏目，是"指导老师意见"。我跟着周老师看病后写的"试诊病历"，都有周老师用红色水笔写的审改意见，简单明了，一针见血。对提高我的辨证论治水平起了极大作用。周老师的行书字写得很好，至今这些病历我还保留着，弥足珍贵。

20世纪六七十年代，友人之间离别时，往往赠以自己的照片，并在照片的背面签上自己的名字或留言。在那时，这就是很珍贵的礼物了。到现在，我还珍藏着周老师赠送给我的照片。照片后面有周老师的签名，让我感到特别亲切，

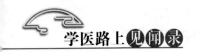
周老师赠我照片的那一刻，记忆犹新。

2022 年 3 月 5 日（农历二月初三）

（谷韵飞整理）

周凤梧简介

周凤梧（1912—1997），山东省临邑县人，祖籍浙江省萧山县（现萧山区），中共党员，著名中药方剂学家、教育家、临床家，山东中医学院（现山东中医药大学）教授，山东中医药大学"八老"之一。

周凤梧教授出生于三世为医的家庭。16 岁高小毕业后开始学医。1940 年经济南市中医考试，领取行医执照，在济南市永安堂药店坐堂行医。1952 年 4 月领到中央政府卫生部发给的中字第 06086 号中医师证书。曾任济南市医务进修学校中医部副主任，济南市中医学会副主任，济南市市中区人民代表，济南市政协第一、二、三届委员会常务委员，济南市第一中西医联合诊所所长等职。

1956 年 6 月调入山东省中医研究班学习，毕业后留任教员。1958 年调入山东中医学院任教。曾任中医内科教研室主任兼附属医院内科主任、中药方剂教研室主任、临床中药学及方剂学硕士研究生导师、中国中医药学会理事、全国中医基础理论整理研究会委员、全国方剂学研究会顾问、山东中医药学会副理事长及顾问委员会主任委员、山东省医药管理局技术顾问委员会顾问、山东省红十字会副会长、《山东医刊》副总编辑、《山东中医杂志》《山东中医药大学学报》第一任编辑委员会主任，并应聘为齐鲁书画研究院画家、济水书画联谊会顾问、日照书画院高级画师兼顾问。曾被选为山东省政协第四届委员会委员、第五届常务委员。

周凤梧教授从医 50 余年，执教 30 余载，精于医，炼于药，熟谙岐黄经旨，敏于临证发挥，学识博深，勤于著述，发表的学术论文与出版的学术专著在国内外极有影响。其所著《实用中药学》《实用方剂学》奠定了其在全国中医界的地位。周凤梧高尚的医德和精湛的医术为中医界所称道，为中医事业的振兴和发展作出了重要的贡献。

《温病学》老师——周次清教授

周次清老师给我们班通讲的《温病学》，给我留下的最深刻的印象是：周老师对治疗温病卫分证的主方银翘散，分析得非常细腻、精准，起到了举一反三的作用，引导初学者如何把中医的辨证思维应用到一个具体的病症，真是手把手地在教你，让我受益终身，至今不忘。

20世纪80年代，聊城地区中医学会召开学术研讨会，邀请周次清老师、周凤梧老师去讲学，那时我是学会的秘书长，接送、照顾两位老师都是我义不容辞的责任，会前、会后，或是在接送的途中车上，我是见缝插针提出不少临床遇到的疑问，两位老师都有问必答，让我这个老学生受益匪浅，至今不能忘怀。后来与周次清老师的几次相聚，是参加省高级技术职称评委会，周次清老师是中医评审组的组长，吃自助餐时，帮着周次清老师端上饭菜时的情景历历在目。

现在周次清老师虽已驾鹤西去多年，但他慈祥的音容笑貌，至今仍在眼前，他的谆谆教导，仍响在耳旁，指导着我的临床实践。

2022年3月6日（农历二月初四）

（谷韵飞整理）

周次清简介

周次清（1920—2003），山东莱西人，终身教授、主任医师、博士生导师。

周次清原名周玉洁，1920年12月出生于山东莱西县（现莱西市）寨户村的一个农民家庭。1936年考入莱西县第二小学。翌年，学校为日寇所毁，便辍学回家，跟族伯周鸣歧老先生学医。并先后师从李月宾、王铭浩、王应五诸老先生，

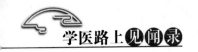
学习眼科、外科及针灸。1942年，考入莱西县立中学。毕业后，在青岛市开设新生药社，立志"以医问世，济世救人"。1953年，筹建成立四方区中医联合诊所，并任所长。1957年4月，经青岛卫生局推荐进入山东省中医药研究班学习。结业后，留省中医药研究所从事临床与研究工作。山东中医学院成立以后，被调至中医学院从事中医教学工作，并继续从事临床研究。周次清教授从事中医事业近60年，临床经验丰富，擅长内科杂病，特别对于心血管疾病的治疗与研究有较深造诣。在心血管疾病治疗中，突出辨证与辨病相结合，注重中西汇通，倡导中西医理论应互相印证，互为弥补，共同发展。

周次清教授担负繁重的教学任务，以其广博学识及丰富的临床经验，提携后学。在繁重的诊务之外，他还撰写论文，主持教材编写。自1978年以来，先后发表论文近30篇。周次清教授主持的"益气活血治疗冠心病的临床和实验研究"获得省科委科技成果二等奖，并成功研制了国家级治疗冠心病的中成药"正心泰"，获国家中医药管理局三等奖。周次清教授还进行了"电子计算机冠心病辨证论治系统""微电脑在冠心病治疗中的应用""中药降脂药的研究"等研究，研制成"周次清辨证论治冠心病电脑软件"。

周次清教授主编及主校《中医内科学》《中医临床研究与进展》《英汉实用中医临床大全》（内科学）、《四明心法》等20余部教材和著作，历任伤寒教研室、温病教研室与内科教研室主任，是山东省名中医药专家、全国名老中医学术继承人指导老师。周次清教授1988年被评为山东省首批科技拔尖人才和山东省优秀科技工作者，享受国务院特殊津贴，1990年被国家人事部和国家中医药管理局确定为首批名老中医药专家，1995年被评为全国优秀教师。

周次清教授兼任中国中医药学会老年学会委员、中国中医药学会山东内科学会副主任委员、中华医学会山东心血管分会副主任委员、山东省中医药科学技术专家委员会副主任委员、山东省干部保健专家咨询委员会委员、卫生部药品评审委员会委员、山东省卫生厅医学科学委员会委员、中华全国中医学会山东分会理事、内科学会委员会副主任委员、中华医学会山东心血管病分会副主任委员、山东省政协第五届委员会委员、《山东科技报》编委等职务。

《内经》老师——张珍玉教授

　　"内经讲义"与"内经辑要"两门课，都是张珍玉老师通讲。《内经》是中医现存最早、影响最大的医学经典，中医理论的渊薮，学中医，就从这里起步了。

　　从高中的数理化，一下子进到阴阳五行，风马牛不相及，简直格格不入。

　　张老师把我们从一个世界带到了另一个世界，耗费了很大心血，黑发变成了白发。

　　20世纪80年代初，在济南的一次学术会议上，我有幸和张老师都坐在最前排，我把此前我与张老师的一张合影照片带上，照片的右面，我写了这样几句话："在您教给我的中医学的汪洋大海里，在海滩上，我捡到了两个闪光的贝壳，让我受用终身！"张老师看了，会意地笑了笑，好像在说："我没白教你们！"

　　1963年春，在山东中医学院上学的第二学期，晚上高烧到42℃，同学们把张老师请到学生宿舍，是张老师确诊我患的是麻疹，马上把我送到省中医院，昏迷了好几天。苏醒那天，看见病房外盛开的桃花树上，挂满了雪，那天恰逢清明节，一场桃花雪，又让我焕发了生机！

2022年3月6日（农历二月初四）

（谷韵飞整理）

张珍玉简介

　　张珍玉（1920—2005），别号虚静，教授，博士生导师，全国著名中医理论家、临床家。

　　张珍玉教授1920年11月出生于山东省平度县（现平度市）中医世家，

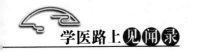

16岁随父习医。20世纪40年代始独立行医，50年代成为当地家喻户晓的名医。20世纪50年代青岛市中医学校成立，张珍玉作为优秀青年中医首批被安排进修。1956年，山东省中医进修学校成立，张珍玉作为师资培养对象首批被推荐入校。1958年，作为高水平师资培养对象被选派赴南京参加卫生部主办的中医教学研究班深造。1959年，入山东中医学院执教，成为山东中医药大学中医基础理论学科创始人和奠基者。自1978年开始招收硕士研究生，1987年开始招收博士研究生。2002年，被批准为全国老中医药专家学术经验传承人，开始师带徒。他治学严谨，多次主持学校自编教材，参加全国统编教材的撰写，编著、出版高校教材和学术著作20余部，发表学术论文百余篇，主持指导完成多项省部级科研课题并获奖。张珍玉教授积数十年理论研究与临床实践经验，创立了"治咳之要在宣降""脾胃分治论""'肝失疏泄'包括'肝气逆'与'肝气郁'两证"等学术界公认的新理论和成果。张教授先后荣获全国优秀教师、中华中医药学会成就奖、山东省科技兴鲁先进工作者、山东省卫生系统先进工作者、山东省有突出贡献的名老中医药专家、山东省名中医药专家等荣誉称号，享受国务院政府特殊津贴。曾历任山东省第四、第五、第六届政协委员。先后任中华全国中医学会中医理论研究会委员、黄帝内经专业委员会顾问、中华全国中医学会山东分会理事、常务理事、中医基础理论委员会主任委员等。

张珍玉教授出生于中医世家，其父悬壶青岛，医术精湛。1936年张珍玉16岁中学毕业后迁居青岛，开始以父为师的习医之路。第一步从背诵内容浅显易懂的《医学三字经》《药性赋》《濒湖脉学》《汤头歌诀》学起。父亲要求甚严，经常"抽查"，提出其中的一句，要求必须熟练地往下背诵。两年时间，他四本书全部背熟，继而转入了第二阶段的学习，攻读《素问》《灵枢》《难经》《伤寒论》和《金匮要略》等医学典籍，学习方法仍然是背诵。其父的观点是：学无捷径，多记多背，打好基础，临证时才能得心应手。得益于严父施教，张珍玉很快有了扎实的理论功底。同时，经过数年随父见习的耳濡目染，已较熟悉临床常见病证和诊病常识。以此为基础，他开始了第三步习医经历，结合临床实践，加深理论理解。经历了随父见习的学医过程后，张珍玉转入门诊看病实习。

他诊过患者，向其父汇报病情，说明理法方药，对证才让开方，否则其父再给讲解。正是经历了一次次刻骨铭心的磨炼，成就了张珍玉在而立之年的精湛医术。

1956年，张珍玉被选调到位于济南历城县灵岩寺的山东省中医进修学校任教。从医疗到教学，对张珍玉来说又是一个人生的转折点和考验，没有教学经验，当时学校刚成立，也没有教材。他边备课，边教学，边编写教材，根据教学目的要求，分类选编了《黄帝内经摘要》作为教材。这期间他体验到了初涉教学的艰辛，更体会到了教学相长的快乐。1959年，张珍玉登上了山东中医学院的讲台，从事中医药高等教育伊始，他同样面临着教学内容和教材的问题，于是潜心研究教学内容和教学规律，致力于编写适应不同层次学生的教材。办学初期，学校师资力量薄弱，从20世纪60年代始张珍玉先后承担《中医基础理论》《黄帝内经》《中医诊断学》《中医各家学说》《难经》等多门中医基础课程的本专科教学工作。张珍玉在严谨的治学环境中学医，在实践中习医，造就了他朴实无华、深入浅出、生动形象、深受学生喜欢的教学方法。他在教学中，常仿其父施教之法，考查鞭策学生。张珍玉教学重视培养学生中医学的思维方法，他的教学深入浅出，从日常教学的点点滴滴中培养学生的中医学思维方法。中医学思维方法的培养是学好中医的制胜法宝，张珍玉的教学方法可谓抓住了教好中医的命脉。

《中药学》老师——刘东奎教授

中药称本草。

中药生长在山间、地头，就像普通的一棵小草，它平常得很，平凡得很。而给我们讲《中药学》的刘东奎老师，就像他给我们讲的每一味中药，平凡的像一位淳朴的农民，他面色黝黑，穿着中式衣裤，粗布鞋袜，没事时，手里端着一杆旱烟袋，那个装着他的老家益都（现青州）土产烟叶的黑色烟荷包，在竹子烟杆下摆来摆去，这一套旱烟具，成了刘东奎老师身上的亮点，给我留下了至今难忘的印象。

刘老师给我们讲的中药，很多他都种过、养过、收过、加工炮制过，就像他从小到大抚养成长的孩子，什么脾性，他都很熟悉。他讲起课来，如数家珍，对每种中药，都带着深厚的感情，讲到甜的，会让你口中流口水，讲到苦的，会让你皱眉头。所以刘老师讲过的每味中药，都给我们留下了深刻印象，至今那一幕幕仍在眼前。

真可惜，这位老师，家境比较困难，"文革"中回到益都老家，精神抑郁，闷闷而终。呜呼！

2022 年 3 月 7 日（农历二月初五）

（谷韵飞整理）

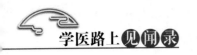

刘东奎简介

刘东奎教授是山东中医学院创校初期的教师之一，曾为六二级学生讲授《中药学》课程。他为人质朴，在李树沛先生《回忆我的父亲李克绍》一文中，关于刘东奎教授有如下记载：

"文化大革命"开始后的一个晚上，中药教研室的中年教师刘东奎夹着一床九成新的毛毯来到家中，他面色憔悴，放下毛毯跟父亲说：我借你的 40 元钱，暂时还不了，你把这床毛毯收下用吧。父亲对刘老师说：你家属孩子都还在农村，生活比不了我，我借给你的钱，你以后有就还我，没有就算了，这床毛毯你用得着，你留着用。父亲硬让他把毛毯带回去，刘老师当时就流下了眼泪。父亲又劝慰了他一阵，刘老师就把毛毯带走了。刘老师走后，母亲和我才知道，刘老师前几年做了件皮袄，钱不够，借了父亲的钱；最近在"运动"中说了几句话，自己觉得话说错了，后果会很严重，因此心理负担很重，思想压力非常大。后来，学校派人把他送回了农村家里，并跟他家里人交代了他的状况及应注意的事项。不想，没过多长时间，沉重的心理压力让他走上了绝路。后来，他家里人来学校清理遗物，他妻子还专门找到父亲，说刘老师回家后还向她交代过借钱一事，父亲对刘老师的死感到十分惋惜，并安慰其妻子说：刘老师一死，你更困难了，借钱的事就不用再提了。

李心机教授《沂源山区从医记》一书中，也提到刘东奎老师授课语言质朴，授课内容丰富实在，是一位朴素、踏实的好老师。

《眼科学》老师——陈明武教授

眼科在医院里是一个小科，但给我班通讲《眼科学》的陈明武老师却身材魁伟高大，那时他已进入高龄，又患有高血压，所以行动略显迟缓，讲起课来，显得沉稳严肃。

但我们听起课来，却句句入耳，直入心田，至今不忘。

陈老师临床经验丰富，对眼科的每一个病都讲得活灵活现，让学生有身临其境之感，印象深刻，学以致用。

后来在临床上，每遇到眼病，都按陈老师所讲，辨证用药，均收显效。

陈老师的儿子陈宪民，是我校六四级二班的学生，文笔很好，后任南临邑县中医院第一任院长，颇有建树。陈明武老师退休后血压升高，但很注意保健，组织退休人员搞健身活动，很受群众爱戴。

2022 年 3 月 7 日（农历二月初五）

（谷韵飞整理）

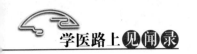
《中医外科学》老师——李廷来教授

李廷来老师是济南市中医院的外科主任，在济南市很有名望。可能是因为山东中医学院这边还没有合适的人员任课吧，所以聘请李老师来任教。李廷来老师原籍是阳谷县安乐镇袁庄人，离我家十里地。因为这层关系，接触较多，我还往他的住处去过呢。

李老师中等个儿，胖胖的，四方脸，敦实慈祥的面容，一看就是个憨厚人。上第一堂课时，我还用红圆珠笔把他的相貌画在了外科书的扉页上，至今犹存。没想到，那时调皮的我，竟为日后留下了有史料价值的痕迹。

朴实憨厚的李老师，讲的都是自己的临床经验，客观实用。因为李廷来老师讲课后就回市中医院，课余时间不能来辅导，学校就派姜兆俊老师做我们的课外辅导员。

姜兆俊老师是五八·二班的学生，毕业后留校任教，是个搞学问的人，辅导很认真。

中医学院的老师我都熟悉，省中医院的少数职工有不认识的，但他们都知道我，怎么回事呢？因为1969年6月26日的《大众日报》上刊登过我写的一篇较长的文章——《努力发展中医药，更好地为贫下中农服务》。

当时，《大众日报》社为了纪念毛主席"六二六"指示发表4周年，要发表一篇社论，让山东中医学院找人写，学校就把这个任务交给了我，我推脱不掉，只好写了。报社看过后，觉得文章写得高度差一些，就把这篇文章不以社论，而用我个人的名字发表了。当时能在《大众日报》上发表文章，很了不起了，所以省中医院的人，即使不认识我，也知道我的名字。

2022年3月8日（农历二月初六）

（谷韵飞整理）

李廷来简介

李廷来（1919—1982），中医外科主任医师，山东省聊城市阳谷县人，出身于五代中医世家，自幼随母舅学医、炼膏丹、打丸散、习方技，尽得中医外科薪传。从事中医外科临床和教学50余年，经验丰富。对痈疽疮疡、周围血管病、骨疽、乳痈和皮肤病等的治疗有独到之处。治疗上强调"治外必治其内、内外兼治"，辨证论治，用药独到轻巧，临证疗效显著，痊愈甚众。创立了经典名方"茵陈赤小豆方"，治疗深静脉血栓有奇效。历任济南联合诊所医师、济南市第二人民医院外科主任、济南市立中医医院（现济南市中医医院）外科主任、济南市立中医医院（现济南市中医医院）副院长、济南市中医医院技术顾问、山东省科学技术协会常务委员、济南市科协常务委员、山东省中医学会理事、济南市中医学会理事、济南市中医学会副理事长、济南市中医学会常务委员、济南市中医学会顾问、全国中医学会外科学分会血管病组组长。1960年、1963年两次被评为"山东省先进生产者"。

《针灸学》老师——张善臣教授

张善臣老师给我们班通讲了《针灸学》，那时他一直在省中医院针灸科上班，门诊量很大，可想而知他的工作量非常大，况且，他的身体不太好，患有肝病，面色暗，口唇有点发绀，每次讲完课，可看出明显有些疲惫。我们作为学生心里有些心疼老师，故听课时很老实认真，绝不给老师找麻烦。

他讲课简洁明了，条理清晰，要求严格，经络循行路线不用说，连是动病、所生病也得背下来。穴位歌要熟背，点穴要准确无误，要求自我扎针，体会针感。

最重要的是，张老师要求必须辨证取穴，再根据每个穴位的功效选配穴位，而且要取穴精少，能扎一针可愈者，绝不扎两针。

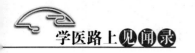

这一点，对我影响最深，所以我在临床上一直坚持：辨证取穴，能扎一针，不扎两针。

2022 年 3 月 8 日（农历二月初六）

（谷韵飞整理）

张善臣简介

张善臣（1931—1983），后改名张善忱，山东省济南市济阳区张辛村，针灸学家。1947 年 4 月，入济南广德堂针灸所学习针灸；1949 年 5 月，考取针灸医师资格；1950 年在仁寿堂挂牌行医。1951 年 1 月，参与组建济南市第二联合诊所，任中医师。1952 年 11 月，任济南市第三联合诊所中医师。1958 年 4 月，被选送到山东省中医进修学校进修。1960 调入山东中医学院（现山东中医药大学），先后担任助教、讲师、副教授、针灸教研室副主任，山东中医学院附属医院针灸科副主任。历任中华针灸学会常务理事，中华医学会委员，原卫生部针灸、针麻专题委员会委员，卫生部学位委员会委员，中华中医药学会山东分会针灸科学委员会主任委员。他一生治学严谨，注重针灸学基础理论的研究。自 20 世纪 50 年代末起，先后在《中医杂志》《山东医刊》和本院学报等各级学术刊物上，发表针灸学论文 20 余篇。1962 年起，先后参加了《针灸疗法》《针灸甲乙经校释》《黄帝内经素问校释》《医学百科全书·针灸分卷》和全国高等中医教材的编写及《针灸学辞典》的编纂审定；主编了《〈内经〉针灸类方语释》《针灸甲乙经腧穴重辑》；专著有《针灸处方配穴学》一书。

《方剂学》老师——史慕山教授

　　每味中药像工厂里的一个个零件，而方剂犹如一个个零件组装成的功能强大的机器，中药和方剂缺一不可。我们开《方剂学》课时，背诵方剂歌诀是学生们的重要作业。

　　课前课后的零碎时间、散步时，甚至连打饭排队时，手里都拿着方歌小本子，嘴里在小声嘟囔着，可不是犯了精神病，是在背方歌。

　　史慕山老师是南方人，不会讲普通话，他给我们讲的《方剂学》，听起来颇感费力。但史老师在黑板上的板书，还是很清晰的，这多少弥补了语言上的不足。关键是，只要把方歌背下来，主要目的就达到了。

　　听说后来史老师又调回南京去了，语言问题也许是原因之一吧。

2022 年 3 月 10 日（农历二月初八）

（谷韵飞整理）

《推拿学》老师——毕永升教授

　　推拿的部位，也要在辨证的基础上进行，疗效才好。

　　推拿的手法，再加上气的功夫，会明显提高疗效。

　　这两点，是我们当年的推拿学老师毕永升教授所倡导和重视的。

　　毕永升老师平时注重自身的修炼，再加上上面所说的两点，身上有气、手上有力，所以推拿效果特别好。

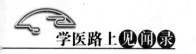
他对周易八卦有研究，重视运气学说，并应用于临床，常能取得好的疗效。

20世纪80年代，我陪同一位有特异功能的人从聊城去省里进行鉴定，毕老师是鉴定小组成员之一。那一次，我俩有机会在这方面进行了交流，受益不小。

2022年3月10日（农历二月初八）

（谷韵飞整理）

毕永升简介

毕永升（1937—），山东省淄博市桓台县人，1962年毕业于上海中医推拿学校，同年起跟随著名小儿推拿专家孙重三先生学习小儿推拿，历时3年。曾任山东中医学院推拿教研室及附属医院推拿科副主任、主任，山东中医学院推拿练功教研室主任、副教授。兼任山东省气功科学研究会学术委员，山东省教育系统气功科学研究会理事，济南市气功科学研究会理事、学术委员会副主任委员，山东中医学院气功科学研究会副理事长、学术委员会主任等。

毕永升教授著有《气功推拿》，并与臧福科、戴俭国合著了《中国推拿术》，共同发明了"松振法"，缘于三位推拿大家外出开会同住一个房间，共同交流创立，将其用于腹部即"震腹疗法"，成为美谈。臧老讲，沉肩、垂肘、松腕是关键，只有通过日积月累的练习，找准穴位，顺其经络，方可成就其松。戴老认为应将祖上传下来的意念和导引术融入振法之中，才能手随心转，法从手出，使身心均得到彻底放松。毕老提出，按摩师运气于手，气驭指，气振手振，传到信息于穴位和经络，医患共振，才能放松。

《金匮要略》老师——叶执中教授

当年叶执中老师，给我班通讲《金匮要略》时，年龄已经大了，头发白多黑少，但他精神矍铄，课堂气氛热烈。

为了帮助我们便于记住书上的症状方剂，叶老师编成口诀，配上谱子，教我们咏唱，朗朗上口，至今不忘。

叶老师是青岛人，穿着朴素随意。一次春节假后，从青岛回济南上班，在火车上，被乘警盘问，旁边的几个同学见状，马上过去解释："这是我们的老师！"这才解除了误会。

2022 年 3 月 12 日（农历二月初十）

（谷韵飞整理）

叶执中简介

叶执中（1907—1985），山东省胶州市黄埠岭村人，六岁入乡塾，对四书、五经中之警句要章，辄能背诵如流，被誉为"叶门才子"。一生酷爱医学，初始诵读《医学三字经》《药性赋》《汤头歌诀》等，后则研读中医经典著作，以及《医宗金鉴》《中西汇通》《徐灵胎医书全集》等，具有坚实的中医理论基础。叶老自 1948 年在原籍筹资置药，挂牌行医，命名"杏林春诊所"，开始了医药生涯。新中国成立后曾当选为胶县文卫会委员、行业卫生委员会副主任、县人大常委等。1954 年参加联合诊所，1956 年参加山东省中医研究班学习，1957 年调入山东省中医进修学校任教，主讲《伤寒论》《温病学》等。于1958 年光荣加入中国共产党，1959 年调入山东中医学院任教，后又调附院内科工作。先后被授予讲师、主治医师、副教授等职称。

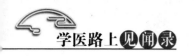

叶老师爱书，喜读书、藏书，虽一生清贫，但藏书和读书甚多、甚广。叶老师在中医理论和临床研究方面主张"深入浅出，由博返约"，且对五运六气学说和气象学颇有研究。叶老师晚年推崇朱丹溪、叶天士之学，擅长治疗内科疑难病证，以及精神神经系统的疾病，用药虽喜用清凉，但不忌投温热，组方遣药以"轻小通灵"见称，一方中，药量轻者，药味不逾八九；药量重者，药味只选二三。

叶老师手不释卷，学验俱丰，撰有《疫毒痢治验》《厥证治验》《甘遂甘草相反之我见》等二十余篇论文。其编写的《治疗十二律》是由博返约治学方法的代表作，以风、寒、暑、湿、燥、火、痰、食、气、血、虚、虫 12 种病因为纲，将其治疗分为 12 律，54 法，54 方，对后世产生了极深的影响。

《医古文》老师——解执中教授

《医古文》课，对于学中医的人来说，是一门很重要的课，可以说是打开中医经典著作的一把钥匙。解执中老师，古典文学底子深厚，一个字，一个词都讲得有源有头，清清楚楚，而且让学生能举一反三，对我们以后阅读中医经典起了很大作用。

解老师独身一人住在教工宿舍楼一楼中间的一间宿舍里，那时他年事已高，每逢星期天，班里的同学们常常去帮助他料理卫生、洗洗衣服，暖暖的师生情谊，至今不忘。

2022 年 3 月 12 日（农历二月初十）

（谷韵飞整理）

西医《内科学》老师——田春爱教授

田春爱教授是一位女老师，讲完西医《内科学》后，我在西医内科实习时，也跟着她。

1967 年我们都参加学校组织的"教育革命探索队"，到莱芜山区搞巡回医疗，在讨论一个重症阻塞性黄疸型肝病患者时，我对该患者的病情分析，让田老师情不自禁地竖起了大拇指。

我之所以能对该患者病情分析得这么清晰准确，与我前不久在西医外科实习时，外科老师让我当第一助手做肝胆手术有关。

在多年的临床工作中每诊治一个患者，特别是住院患者，一定要把西医的生理、病理、诊断、治疗搞清楚，这得益于田老师当年的教导。但在用中药时，一定要按中医望、闻、问、切四诊所得辨证论治，把西医的东西暂时放在一边，顶多是做个参考，当个观察指标，绝不能把西医的理化检查当作中医开方用药的依据。

2022 年 3 月 15 日（农历二月十三）

（谷韵飞整理）

日语老师——李子安教授

我初中、高中学的是俄语，下了一番功夫，单词背了一大筐，可到了山东中医学院，又改学日语，因为日本的汉方医据说还不错，对学中医有用处。恰

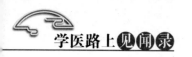

巧我们入学的那一年,从新华社日语翻译部调来了一位李子安老师教我们日语。

日语课一直跟到底,我也下了一番功夫。毕业后留校任教期间,我住那座仅有 2 层的教工宿舍楼的第 2 层西头,李子安老师住东头,因此接触比较多,给我进一步学习日语带来了条件和机会。

后来在学校图书馆冯培树老师的帮助下,把人民币兑换成日元,订了两份日语杂志——《汉方の临床》和《汉方の医药》,在李子安老师的指导下能大体阅读,因此使我对日本的汉方医情况了解得比较多一点。

20 世纪 70 年代初,有人哀叹国内的中医要被日本的汉方医超越,我当时就说日本的汉方医不可能超过中国的中医,因为日本的汉方医走的是一条弃医存方药的道路。

多少年过去了,事实证明日本的汉方医确实不如中国的中医做得好、走得远。

衷心感谢李子安老师教我日语和毕业后对我的长时间指导!

2022 年 3 月 15 日(农历二月十三)

(谷韵飞整理)

实习针灸老师——焦勉斋主任

针灸课实习时,我是在济南市中医院跟着焦勉斋老师。焦老师身材魁梧,精气神十足,他是全国知名的针灸学家,一次"烧山火,透天凉"的针法实战治疗,使他名扬天下。下面是焦勉斋老师曾给我介绍的一段往事。

那是 1959 年夏,全国卫生工作会议在青岛召开,当时卫生部副部长郭子化,解放前以中医师的身份从事我党地下工作。鉴于当时一些西医对中医的认识不足,郭子化副部长就利用会议间隙在参会的西医代表找出 5 个有各种毛病的人,让参会的中医人员中的针灸医生给这几个西医进行现场治疗，让他们亲自感受一下中医的疗效。

扎针的任务交给了华东组，华东组的中医人员经过讨论，把任务交给了焦勉斋老师，焦老师心里也有点紧张，如果万一疗效不好，不是其个人的声誉问题，是对整个中医的影响啊！

第一个接受治疗的人是一位患牙痛的西医教授。患者右侧臼齿龈肿痛有热感已 5 ~ 6 天，服过消炎药，未见明显效果。焦老师扎两手合谷穴采用"透天凉"的手法，酸、麻、胀感瞬间传到了肿痛处，焦老师边针边问："凉了不？"西医教授没有马上回答，而是抬头看了看头顶上的风扇，那时还没有空调，郭子化副部长立刻明白了他的意思，肿痛处是凉了，但是否是电扇吹的？郭副部长马上走过去把电扇关了。焦老师继续边行针边问："痛处凉了不？""凉了，凉了。""还痛不？""不痛了，不痛了。"

接着又扎了另几个教授，疗效均立竿见影。

这次现场治疗，大长了中医的志气。各路记者都围了上去，请焦老师谈体会，郭副部长马上让焦老师总结经验和体会。1960 年 3 月，人民卫生出版社出版了焦勉斋老师编著的《针术手法》一书。

该书内容简洁明了，共 41 页，当时定价 0.14 元，出版后印刷了五次，可见深受读者欢迎。焦老师在书中强调行气、运气，这气从何而来？一方面是患者体内之气，另一方面是医生手中之气。医者手中之气又从何来？这需要医者的长期修炼。

焦老师坚持练功，他住在老省府东边老胡同的一座四合院里，院子不很大，但古朴典雅，那期间我应邀到他家中去过，西屋里的墙壁上挂满了刀、枪、剑、戟等十八般武器，焦老师早晚都要练一遍。60 多年过去了，焦老师的音容笑貌、室内摆设仍栩栩如在眼前，他的针术手法也影响我一生。

2022 年 3 月 17 日（农历二月十五）

（谷韵飞整理）

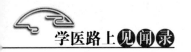

焦勉斋简介

焦勉斋（1905—1975），曾用名焦念勉，山东省章丘市刁镇刁西村人。出身于世医之家，其父焦相芝曾是当地有名的针灸医生。他自幼受父熏陶，勤奋好学，很快熟谙经典，精通医理，18 岁即独立应诊。新中国成立初在济南创办焦氏诊所。1954 年，焦勉斋加入济南市立中医诊疗所（今济南市中医医院前身），后任济南市中医医院针灸科主任，兼任山东省中医学会理事、济南市中医学会理事长、济南市武术协会副会长、济南市针灸学会主任委员，山东省第三、四届政协委员，济南市第二、三、四届政协委员。

焦勉斋在行医济世实践中，勤奋攻读中医典籍，把《内经》《难经》定为课诵，深研《针灸甲乙经》《伤寒论》《金匮要略》《千金要方》等书。他运用按压、穿皮、刺入良性刺激进针手法，采用补法出针术、泻法出针术和滞法出针术。他认为增强指掌运动力量，针刺作用显著，提倡练掌运气，独创"沉、浮、偏、侧、伸、屈、旋、导"运掌八法，把气功用于针灸。他还改进"烧天火""透天凉"操作法；既注意借鉴先人经验，又不墨守成规；根据患者虚、实、寒、热按病处方，分经取穴，不宜多，以精简为主，疗效显著；在治疗中风后遗症方面，亦多有发挥。焦勉斋工作之暇编著《经络研究》（1959 年 12 月内部发行）和《针刺手法》（1960 年出版，1962 年 10 月再版），发表学术论文 60 余篇，并热心传授医术，教出高徒数人，治愈患者数以万计，深得患者爱戴。

忆恩师张志远先生

惊悉国医大师、恩师张志远教授仙逝，那是 2017 年 11 月 7 日上午 11 点多。恩师是当日上午 9 时 12 分在济南离我们而去，享年 98 岁。我立刻打电话给其女儿，询问情况，并致哀悼。

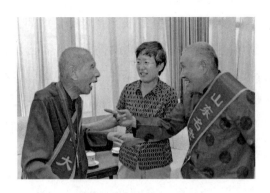

谷越涛和老师张志远先生

对恩师的突然离世，我之所以感到震惊，是因为 2017 年 7 月 26 日上午，我在济南市燕子山庄给省中医局主办的"三经传承培训班"讲课后，专程到老师家中拜访。对于学生的到访，鲐背之年的他，从内心里流露出一种难以言表的喜悦："越涛啊，又见到你了。这回可以多说会儿话了。"他坚持要从沙发椅上站起来，我赶快过去，扶他老人家慢慢坐下。

恩师说的"又见到你了"，是指 2017 年 7 月 21 日，山东省卫计委在南郊宾馆召开表彰大会，对 2017 年刚评选的国医大师、全国名中医、省名老中医、省名中医等进行表彰，我作为 10 名省名老中医中的一员，参加了那次大会。表彰大会前，省领导先在另一小会议室接见了我们。我去得稍晚一点儿，张老师面朝里坐着，我从其背后喊了一声"张老师"，张老师一回头，脱口而出："啊，越涛，你也来了！"已经多少年没见面了，他竟能马上叫出我的名字，我真佩服他老人家惊人的记忆力。

那天，张老师精神很好，如此高龄，眼不花，耳不聋，记忆清晰。我们共同回忆了 50 多年前我俩相处的那些日子。

我是山东中医学院（现更名为山东中医药大学）六二级的学生，那一年就招了我们这一个班，共 50 人。大一第二学期，开医学史课，是由张老师从头讲到尾的。张老师知识渊博，讲课风趣，常引得满堂大笑，至今记忆犹新，终生不忘。

毕业后，我被留校任教，与张老师同住当时条件最好的一座二层教职工宿

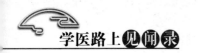

舍楼（后成为研究生宿舍楼），都住二层，张老师住中间，我住最西头。那时张老师只身一人，家属还在原籍。因为当时高等院校都已停止招生，我就在山东省中医院内科上班，晚上回山东中医学院住。住得这么近，又是我敬重的老师，晚饭后常常到张老师的宿舍，请教当天门诊遇到的疑难问题，有时聊天到深夜，听张老师讲他的治学经历。他年轻习医时，正值抗日战争期间，兵荒马乱，在逃难的路上，什么都扔了，但医书不舍得丢。这种经历让我刻骨铭心，鼓励我一生不敢懈怠。

"文革"中，张老师仍埋头做学问，除了在宿舍看书，就在图书馆。当别人在"闹革命"的时候，张老师的学识却在与时俱进。当我向他请教一些有难度的问题时，他会说"你去查某某书的第几部分，或者第几页"。同学们送他的"活字典"称号，就是这样来的。

1969年夏秋之交的一天，晚饭后，我到张老师宿舍聊天，张老师取出一纸诗作，是用毛笔小楷写成的，当时我还抄了一份。"这是几天前才写的。"那天，当时的国家卫生部顾问任应秋等人来山东视察工作，抽暇游大明湖，特邀张老师陪游。这首诗正是他们在游船上吟诗时，张老师的对答之作。

三个多月前去张老师家中拜访时，我向张老师汇报了经过多次实地调查、考察，确定了中国历史上十大名医之一、注解《伤寒论》的第一人成无己的故里在聊城市茌平县洪官屯镇成庄村。张老师听后十分欣慰地说："我一直关注着这件事，这下我就放心了。越涛你办了件大好事。"

那天，张老师谈兴甚高，仍不忘对我这个老学生教诲。他对在旁静听的女儿说："给我拿张纸来，我给越涛写几句话。"张老师移步到一矮条桌旁，手腕沉稳地写下了他对老学生的殷切期盼和训示："刻苦学习，自强不息。居安思危，避免骄傲。张志远浅言。二〇一七年七月二十六日。"

呜呼！恩师仙去，我定化悲痛为动力，在继承祖国医学上，不遗余力！

2022年3月20日（农历二月十八）

（谷韵飞整理）

第二章

对学习中医的一些思考

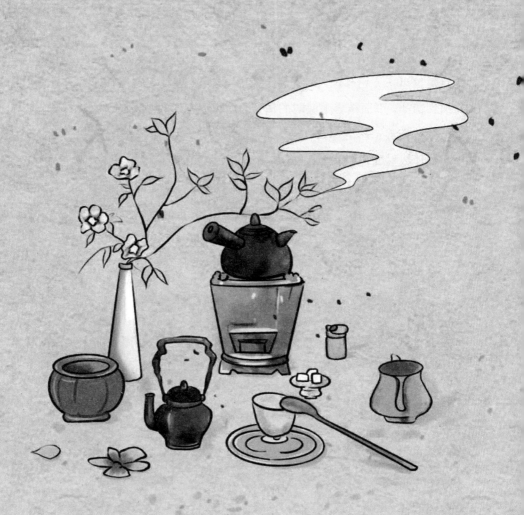

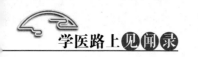

我学《伤寒论》三境界

著名伤寒学家李克绍老师，给我们六二级学生通讲全部《伤寒论》。版本不是用的全国通用教材，而是李老师亲自编写的《伤寒论》教材。山东中医学院自建校以来《伤寒论》课都用这个版本，可见李克绍老师对《伤寒论》的研究独到精深。下面结合上课时的情景，简单谈一谈我学《伤寒论》的三个境界。

第一境界：李老师讲伤寒，板书清晰、标准，全部记录下来并不难，但能理解到什么程度，那就不一样了。

第二境界：李老师讲课时，除了板书的内容外，他在讲解时的临场发挥，有些是极其珍贵的灵光闪现，我都用红笔做了完整的记录，加深了对李老师所讲内容的理解。这些灵光闪现的即时发挥，时间久了，有些李老师也记不起来了，有一次我在李老师家中谈到一个观点时，李老师微笑着说："是吗？我当时是那样讲的吗？"

第三境界：在第一境界、第二境界的基础上，综合起来，融会贯通，上升到一个化境，变成自己的东西，应用到临床治病，并能得到临床实践的检验，这是最重要的一步。多年来我就是这样，在李克绍老师的辨证思维指导下，从事临床治病，均收到显著疗效。

2022 年 2 月 3 日（农历正月初三）

（谷韵飞整理）

治病五步走

第一步：准确辨证。一个医生，面对任何一种疾病，大病固然不用说，连一个小病，也要通过望、闻、问、切四诊先辨证找出病位、病性，抓住病机，之后才能进行施治。这是治病第一步，是前提、是根本，没有这一步，后边的治疗措施就带有盲目性，即便偶有效果，也是瞎猫碰见了死耗子。

第二步：在辨证的前提下，选择治疗措施。选择治疗措施的前提是，在保证疗效的原则下，让患者不花钱、少花钱，并且尽量减少因治疗给患者带来的痛苦。

因此，可以先给患者使用掐按穴位的办法。此法既简便快捷，又减少患者的扎针之痛，也避免了因扎针造成感染的风险。且不可小看这掐按穴位之法，应掐立愈或病痛立轻者，屡见不鲜。

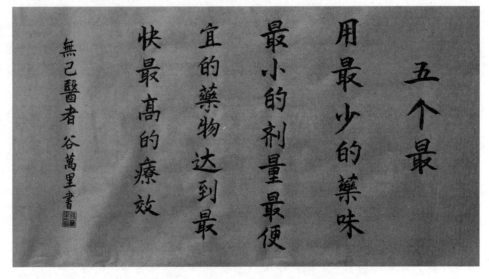

五个最

用最少的药味

最小的剂量最便

宜的药物达到最

快最高的疗效

无己医者 谷万里书

"无己医者"谷万里书写的"五个最"座右铭

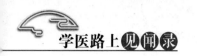
第三步：掐按如不奏效，再考虑针法。针刺的原则是辨证取穴，能扎一针者不扎二针。这样做一方面减轻患者的针刺之痛，另一方面医者也可以在实践中体会经络穴位的作用原理，进而提升医者的诊疗水平。

第四步：扎针如不奏效，当考虑用药。用药的原则是能用土、单验方，不用花钱的药，一药可愈者，先不考虑其他药。

第五步：用简单的药不奏效者，即当在辨证论治的前提下，开出最精练的方子，达到最好的疗效。

这就是已为许多医者所了解的，也是我终生奉行的"五个最"，即"用最少的药味，最小的剂量，最便宜的药物达到最快、最高的疗效"，"五个最"应是一个医者医德医术的集中体现。

有消息报道，广东省一位博士学历的医生，把这"五个最"写出来，当作座右铭放在自己的诊案上。

2022 年 2 月 16 日（农历正月十六）

（谷韵飞整理）

方剂与钥匙

方剂与钥匙似乎风马牛不相及，在这里怎么联系起来了？

方剂，特别是那些古典名方，是历代医家在治病实践中总结出来的，对某些病症有独特疗效，非常珍贵。

这些处方各有其适应证，比如麻黄汤，适用于伤寒无汗表实证，桂枝汤适用于伤寒有汗表虚证等。离开适应证就无法评价某个方药的好与不好。比如麻黄汤对伤寒表实证是个好方子，而把它用于伤寒有汗表虚证，它就不是一个好方子，可以说不对证就不是好方子。

所以，不能笼统地谈某个方子好不好，对证的方子才是好方子。方子，就像一把已经打造好的钥匙，它只能开一把适用于它的锁。医生的责任就在于你能否找到开这把锁的钥匙。高水平的医生，一下子就能找到这把钥匙，锁开了，病症消失了，疾病痊愈了。水平差的医生对这把锁的结构（病证）搞不清，自然也就找不到适合于打开这把锁的钥匙，而不能把锁解开，病也就治不好。

2022 年 2 月 19 日（农历正月十九）

（谷韵飞整理）

大方与小方

一般人的看法是：药味多，用量大的方子叫大方；相反，药味少，用量小的方子叫小方，这是一个很直观的看法，主要是从数量上看方子的"大"与"小"。

《黄帝内经》篇二，对方子的大与小，是这样界定的："大者数少，小者数大。"

是说所谓"大方"者，是指药味少，但药力大的方子；所谓"小方"者是指药味虽多，但配伍杂乱无章，药味互相抵消，能治病的药力反而很小了。

《伤寒论》上的方子少则 3 ～ 5 味，多则 7 ～ 8 味，但能治大病、重症、急危症。为什么？药简效宏，药力精专，目标精准，弹不虚发，方方都是精准"制导武器"啊！

临床实践证明，那些撒大网的"大方"，在人体里是逮不到大鱼的。

2022 年 2 月 28 日（农历正月二十八）

（谷韵飞整理）

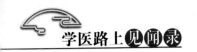
"善用"与"好用"某方某药

常听实习生在互相交流跟师实习的体会时，说："某某老师好用什么什么药，好用什么什么方。"于是把某老师"好用"的药和"好用"的方当作经验继承下来。

"好用"，就常用，开方时出现的频率高。

某个方子或某几味药常用治疗某种病，由于季节、时令的特点，在某季节、某时令，某种病的发病率比较高，因而某个方子或某几味药，用得比较多，这是必然的，这与"好用""不好用"无关。

如果不管什么病，就以某个方子为基本方加减，不管寒、热、虚、实就要用上那几味药，这可真叫"好用"了。以自己的习惯好恶选方用药，不以病情的阴阳表里、寒热虚实等去辨证论治，那这"好用"就成了滥用了。

如果对某个方子、某味药从理论到实践有独特的体会，独到认识，从而扩大了对这个方子、这味药的应用范围，因而常用、多用，用得有理有据有效，这就不是表面上的"好用"，而是"善用"，善用才是特色、特长，是发展。

2022 年 3 月 1 日（农历正月二十九）

（谷韵飞整理）

中医的学与修

中医理论的独特与深奥，是中国人的老祖先在特定的历史背景、周围环境下，从天人相应的视角通过静坐等修炼方式，在高层次思维中感悟总结出来的一套完整的防病、治病的理论，这就决定了中医学术的继承者，要想真正完美地把这所高深的学问全面、系统地继承下来，单靠学习表面文章是继承不下来的。必须像中医的先人们那样，要进行修炼，在思维的高境界下才能真正理解中医理论的奥妙。

历来高水平的真中医不是单纯学出来的，需要在修炼的基础上学习。你看，很多中医大家，都是学贯儒、道、佛就可说明这一点。

2022 年 3 月 3 日（农历二月初一）

（谷韵飞整理）

中医是经验医学吗？

很长时间以来，一些人把中医学看作经验医学，认为中医治病就是凭着前人积攒下来的一点经验，也有治好的，那不过是瞎猫碰见了死耗子。

这其实是对中医的极大误解，除了偏见，就是对中医的不了解。中医学是我们的祖先在数千年的防病治病的实践中，从经验逐渐升华，最后总结形成的系统完整的独特医学理论。

这套理论，从实践中产生，反过来又能指导实践，经历了几千年临床实践的检验，从这个层面上讲，中医不仅是经验医学，中医更是理论医学。至于个别"中医"，只会几个土单验方，不懂中医理论，不会辨证论治，那是另外的事，不能代表中医。中医学的独特、博大、精深、悠久是其他理论难以比拟的。

2022 年 3 月 3 日（农历二月初一）

（谷韵飞整理）

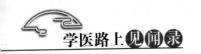

中成药三宝，宝在何处？

安宫牛黄丸、紫雪、局方至宝丹被人称为中成药中的三宝，宝在何处？一方面，这三种药中都用到贵重稀缺的中药，如牛黄、犀角、麝香、珍珠等，价值昂贵；另一方面，这三种药丸都是用于热入血分、热入心包、神志昏迷的重症，用之对症，确能救人于危难之中，故被人视之为"宝"。

现在有的人只知其价格高有贵重药而视为宝，不知其适应证，就把它收藏起来，一旦有点发热不退，就想服用此药。这是乱用药，有时不仅不会有效，还可能有害。

如果热在卫分、气分或刚入营血分用此药，有引邪入里可能，病情加重，故当慎之。

2022 年 3 月 5 日（农历二月初三）

（谷韵飞整理）

效不更方？

患者复诊时，服药有效，医生往往说："效不更方。"

跟老师实习时，也觉得有道理，不假思索，也跟着"效不更方"。时间久了，结合临床实践，渐渐觉得这"效不更方"，还有值得探讨的地方。

第一，这"效"要看"效"到什么程度。如果稍微有效，主要病证没变，主方可以不变，但个别药味是否需要调整，还是需要医生思考的。

第二，疗效很好，大部分症状消失，主证发生了变化，在这种情况下，主方反而要跟着主证加以调整，如仍坚持"效不更方"那就药不对证了。举个简单的例子：太阳伤寒表实证，体温42℃，服麻黄汤一剂汗出表解，体温转为正常，还能"效不更方"吗？再服麻黄汤吗？所以这种情况下越"效"越得更方。

2022 年 3 月 5 日（农历二月初三）

（谷韵飞整理）

冠心一号、冠心二号咋没用了？

20 世纪 80 年代，冠心一号、冠心二号曾流行过一段时间，西医开，中医用，几乎成了治疗冠心病的通用方。

热闹了几年，很快就销声匿迹了，其实也不怪，这两个治冠心病的方子，不是按中医的辨证论治、理法方药、君臣佐使等中医理论开的方子，对应的是冠心病，而不是中医的"证"，不合乎医道，自然经不起临床检验，最终被实践淘汰也是其必由之路。

这给我们什么启发呢？

既然要用中药治疗，那就必须在中医理论指导下，通过望、闻、问、切四诊获得患者疾病资料，辨证分析，得出"证"的结论，然后针对"证"选方用药。只有这样的方子才会取得最好的疗效。

法无定法，随机而用；

方无定方，因证而选。

2022 年 3 月 8 日（农历二月初六）

（谷韵飞整理）

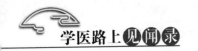

钱超尘教授评傅青主

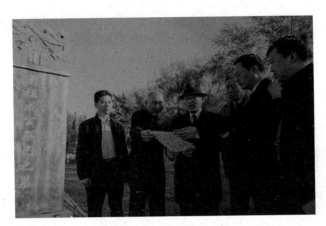

谷越涛和钱超尘教授一行

2018年初冬，聊城市成无己研究会，特邀全国中医古籍研究专家第一人钱超尘教授赴聊讲学。会后，陪他一块就餐时，有幸请教于他老人家。那年钱老已84岁高龄，仍精神矍铄，谈性甚高。

在谈到明末清初著名医家傅青主时，钱老说："傅青主诗书画医均佳。有人评价傅青主：诗不如书，书不如画，画不如人。傅青主的人品高尚，他反清复明，高尚的民族气节流芳后世。他的挚友顾炎武对傅青主评价是……"这时我们两人同时吟出："萧然物外，自得天机。"说完我们两人大笑起来，心照不宣。这些年大儿子谷万里经常请教于钱老。万里说："每次见面，钱老总是先向你问好。"一位学者、智者的高尚品质可见一斑。在这里我衷心向钱老道声："您好！感谢您对儿子们的谆谆教导。"

2022年3月8日（农历二月初六）

（谷韵飞整理）

"药对"的产生，意味着什么？

清代曹仁伯《琉球百问》："大约功夫到时，眼光中无相同之病。看一百人病，便有一百人方，不得苟同，始为有味。若功夫未到，便觉大略相同。"

对疾病的认识是这样，对中药的认识也是一样，对每味中药的细微差别搞不清，所以应用起来，就认为用这一味药行，用那一味药也行，两味药联合用也行，于是就逐渐出现了"药对"。

就像一个陌生人，到羊群里去挑羊，乍一看面貌差不多，挑哪一个都行。但是牧羊人，对哪一只羊，都区分得清清楚楚，不会马虎。

双胞胎孩子，外人看起来都差不多，一时很难区分。但其母亲一眼就能区别出来。为什么？因为母亲对自己的孩子太熟悉、太了解，其细微差别都逃脱不过母亲的眼光。

其实"药对"里的那些中药大都有明显的不同点，远比不上双胞胎那样难以区分。

把本来千差万别的中药，不加严格区分，一对一对地用，还美其名曰"可增加疗效"，甚至还有的人，发展到三味药、三味药的联用，自诩为发展了"药对"理论。

欧洲的一位著名药学家，曾说过一句话："任何最相近的药物，都有其明显的不同点。"

"药对"的倡导者，正是在对中药的认识上忽略了这个"明显的不同点"。

更可笑者，为增加"药对"的数量，为"药对"以壮声势，还把"药对"挖掘到《伤寒论》中。

岂不知，张仲景对方剂的配伍，已经达到了炉火纯青的高度，多一味不行，少一味也不行，可用可不用的绝对不用，根本就没给"药对"留下一点空隙。

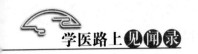

欲从《伤寒论》里挖"药对",犹如缘木求鱼,想钓到"鱼对",更是异想天开。

学习、研究中医在深刻掌握中医理论的前提下,对中药的四气五味、升降浮沉、归经等理论达到精细准确认知,既要把握共性,又要严格区分每味中药的个性,同中求异,不可混用,不可随意代替。这样才能使按君、臣、佐、使配伍的方剂更精准,以适应临床各种复杂病"证"的需求。

2022 年 3 月 9 日(农历二月初七)

(谷韵飞整理)

中医学的继承是当务之急

近几十年来,一些主观愿望要发扬中医的好心人下了很大功夫,做了很多工作,写了不少文章,也获得了不少奖项。但大多数人是从现代医学的角度,去研究、去探讨中医某个病症所谓的"实质"相当于现代医学的哪方面。

其实这条路,早在 20 世纪六七十年代,日本汉方界,在对全部中药的化学成分分析完成后,就对中医"证"的研究做了大量工作。比如:对阴虚证的研究,找出了一些生理指标,高于这个指标就是阴虚证。其间日本出版的一期《汉方の临床》杂志上(当时我还订着另一份日本原版杂志《汉方の医药》),就有一篇关于这方面的报道。

按照这些生理指标诊断的"阴虚证",用补阴的方药治疗后,其疗效并不满意,一诊、二诊、三诊,二十多天过去了,才有并不显著的疗效。依其所描述的症状、病情,如果用中医固有的辨证论治的思维方法,去选方用药,疗效肯定要优于那个用某些生理指标判定的"阴虚证"的疗效。

几十年过去了,这种"发扬"中医的"现代科学"方法,在日本早已销声匿迹,汉方医学在日本也没得到"发扬"。20 世纪 70 年代初,曾有人预言的"日本的汉医要超过中国"的局面，也没有出现。

实践和时间证明，这种"发扬"中医的道路是走不通的。为什么？因为他脱离了中医理论，固化了中医思维，如果沿着这条路走下去，就会逐渐改变原创的中医基因。须知，没有原创基因的东西会造成日后的退化、萎缩，甚至消亡。如果沿这条路走下来，对中医的继承到底起什么作用呢？它"发扬"的能是中医吗？

但对一些中医理论认识肤浅的人，看了这些"成果"，会认为这才是中医的"本质"，从而淡化，甚至丢弃了中医思维。这些人把学习研究中医的路，一步一步导向另一个方向。

中医学的价值到底在哪里呢？在于它独特的理论和在中医理论指导下的经过数千年实践检验的卓越疗效。

中医理论，是从一个特殊的角度、独特的层面去观察宇宙，观察人体，比类取象，以外测内，大而无外，小而无内，明察秋毫，洞悉脏腑，能查仪器所难以见，并为显著的治病效果所证实。

中医学既含有形而上的哲理，又含有形而下的学问，非现代科学所能涵盖，由此可见，仅用现代科学，包括现代医学，去研究它、分析它、肢解它，只能使中医学变形、变浅、变烂，谈何继承发扬？

要想真正了解中医学，必须具备两种精神：既要有"不入虎穴，焉得虎子"的深入探讨的精神，又要有"不识庐山真面目，只缘身在此山中"的自悟、自知的认识精神。

当前的紧迫任务：先把被误解、错解、谬解、非中医之解，所深埋了的原汁原味儿的中医理论从泥坑里扒出来，这是发扬的第一步，也就是继承。从这层意义上说继承就是最好的发扬，这是当务之急，没有继承，谈何发扬？

靠谁、靠什么去继承发扬？

一是靠真中医，高水平的真中医。所谓真中医，是指那些真正掌握中医原汁原味理论的，并在中医理论指导下治疗各种疾病，包括急危重症，有显著疗效和有丰富经验的人。没有这些人的真知灼见，就会在对中医的错误见解下，

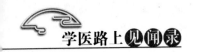
不知不觉地偏离中医之路。

二是靠现代科学，包括现代医学的高度发展，在这方面，20世纪80年代站在现代科学前沿的钱学森教授曾有过关于中医学的睿智卓见，可以借鉴。

爱因斯坦的相对论给了我们很多启示，使我们从现代科学的最前沿看到了中医的价值将被重新发现、被重视的曙光。

中医学不会消亡，这不仅在于它的实践价值，更在于它的理论价值。随着现代科学的高度发展，中医学的理论价值将被重新发现，他对现代科学进一步发展的指导作用也必将逐渐显现。

2022年3月11日（农历二月初九）

（谷韵飞整理）

唯有"辨证论治"，才能找到"特效药"

2019年在武汉发生的新型冠状病毒肺炎疫情，国内外医学研究者，特别是中国，集全国之力，夜以继日地攻关，仍苦于找不到"特效药"。即使找到一点可能性，再经过几道不可逾越的程序，几个月就过去了，患者只好翘首以待了。

无可奈何，"不科学"的中医，只好先给患者看病去了。没过多久，临床实践证明：凡是让中医参与治疗的患者，在西药尚无特效药的情况下，大都取得了一些让人难以相信的好的疗效。

有些人非让中医拿出一个固定不变的"特效药"，否则就不承认中医的疗效。"用中药后，患者的症状是减轻了"，面对客观效果，不得不承认。但这只是表象，还不是抗病毒的"特效药"。

呜呼！你要找的那个"特效药"难道不就是"使患者症状减轻了"，逐渐走向治愈的药物吗？

这种观点，多是由于对中医学术不了解造成的。

中医对任何疾病的治疗都不会是一个绝对不变的方子，因为任何相近的疾病都有它不同的病机和表现，都要因人、因病以及疾病的不同阶段而异，必须找出一个只适合于这个患者当时病机的唯一的方子，只有这个方子是"特效药"，也肯定会有特效。

这个"特效药"从哪里来？从中医的辨证论治而来，所以唯有辨证论治才能找到"特效药"，这是被中医数千年的医疗实践所证实了的。

打个比方，中国有数万的方剂，就像工厂仓库里储备着的各种机器零件，某个机器出毛病了，需要修理，需要换零件，到仓库里选，选对了，用对了，也安装对了零件，机器就会立刻运转起来，你选对的这个零件，就好比是"特效药"。

怎么能选对适合的"零件"呢？在工厂里靠的是熟悉这台机器的工人师傅，靠他对机器构造的熟知程度，对机器性能的掌握程度，对机器零件的了解程度。

在中医这里呢，靠的是医生对人体的解剖结构、生理功能、病理变化及对方剂的熟知程度，才能从中医方剂的"仓库"里找出那个最对的方药，相当于工人师傅选对那个唯一的机器零件。

这个过程就叫辨证论治，不管是常见病、多发病、疑难杂症、急危重症还是突发的各种疫病都离不开"辨证论治"这个法宝。

可见，辨证论治尽管不是万能的，但离开辨证论治，要想高效、速效的治好各种病是万万不能的。

大家常常提到的一个"辨证论治"的例子：1956 年夏，河北石家庄地区出现了乙脑大流行，在当时西医无特效药的危急情势下，邀请名老中医参与诊疗，辨证论治给予了以白虎汤为主方的中药，很快取得显著疗效，从而战胜了这场大疫。

第二年，北京地区又出现了乙脑流行，参治者仿上一年在石家庄治乙脑的经验，仍予白虎汤为主治疗，结果疗效不显，只好再请某名老中医会诊，发现今年的乙脑患者大多有舌苔厚腻、湿气偏重的特点，遂在白虎汤中加入燥湿类

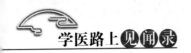
中药苍术一味，疗效立见。

白虎汤，适合于上一年的乙脑，是上一年治疗乙脑的"特效药"。下一年发生的仍是乙脑，原方照搬反而无效。怎么办？不要怕，还是离不开辨证论治，病情变则方变，加苍术一味以燥湿，二竖遁矣。

以中医药为主，再一次战胜了这场大疫，一言以蔽之，唯有辨证论治才出特效药，舍此别无良方，这正是中医的特色和价值所在。

试图找出一个一成不变的、固定的"特效药"，既不合乎哲理，也不合乎中医的医理。明此，则可免于徒劳无功。

中医的明显疗效不被看中，但又不敢公开否定中医、抛开中医，仍一味按老办法寻找"特效药"，端着金饭碗去要饭，戴着帽子找帽子，岂不悲哉？

2022 年 3 月 11 日（农历二月初九）

（谷韵飞整理）

"方症对应"模式的近忧与远虑

"方症对应"最早源于日本，由于历史的原因，当时日本汉方界的一些人士，受对中国传统文化理解水平的限制，在对他们奉为圭臬的《伤寒论》的理解上，难以深入下去，只能停留在对症状研究的层面上，没能对症状深层次的机制进行探讨，最后导致只能总结出一套"方症对应"的表象经验规律，但如此学习《伤寒论》，则比较容易，比较易于掌握。

后来的浅尝辄止者，误认为这是学习《伤寒论》的捷径，遂趋之若鹜，鱼贯从之，甚至大加赞赏，极力推广。

岂不知，从理论上看，这是一条知其然而不知其所以然的蒙昧之路。从长远看，沿着这条路发展下去，中医理论就萎缩了、枯竭了，最终被抛弃了，中医的原创基因也就消失了。

从实践上看，这是一条弃医存药的绝路，中医之理论不存，中药将焉附焉？

学中医有两条路，一条路是浅尝辄止的"法儿先生"。中医理论难学，不想、也不敢学，走个捷径，就学个"法儿"，学会几个方子，碰对了、有效，碰不对、再换个"法儿"。到头来，这条路必定越走越窄，最终被弃之不用。"方症对应"的路，难道会不这样吗？

另一条路，从中医理论着手，初学虽难，理通则豁然，这条路越走越宽。尽管疾病千变万化，真真假假，但总能在中医理论的指导下，辨证论治，抓住病机，选出合适的方子，则有药到病除之效。这才是真正的继承中医、发扬中医，唯一正确的大道。

祖国医学能发展到今天，特别是近百年来，虽历尽众多磨难，但没有被摧垮，仍在埋头为老百姓服务，面对一次又一次的打击、歧视，老百姓依然信赖他。靠的是什么？靠的是中医一套完整的、超前的、令现代科学难以望其项背的理论体系，和在这个理论体系指导下的、经数千年时间实践验证了的显著疗效。

中医学如果没有这一套完整的、过硬的理论体系，只靠一些零敲碎打的土单验方、个人经验去看病，在现代西医的冲击之下，早就彻底"归西"了。可见，中医理论对于中医体系的保护作用是非常强大的，也是整个中医学术体系的最后防线。

由此可见，祖国医学是个宝库，宝就宝在他超前的、完整的、系统的理论和在这个理论指导下的经过数千年验证了的临床实践。既然如此，中医理论怎么可以置而不用呢？

弃中医理论，而空谈方药充其量是弃医存药。严格地说，没有中医理论，哪来的中药？哪来的药方？

只有用中医的四气五味、升降浮沉、归经等理论去认识某种物质，这种物质才叫中药，否则它只是一种物质。只有按照君臣佐使等中医理论调配的方子才叫中医方剂，否则，就成了大杂烩。

"方症对应"者错用了"证"字，究其所言内容可知应是病症的"症"字，

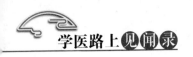

才适合于"方症对应"者的实际。它不是病机的"证"，如果是病机的"证"，方与证相对应，那就对了。中医方剂对应的就是病机的"证"，而不是一个个具体症状的"症"，"症"是表象，"证"是本质。以表象断病，还是以本质断病，那就不言而喻了。

"方症对应"倡导者们直言不讳地宣称：不用管症状下面的病因、病理，只要出现这一组症状，就用这个方子，还自称"百发百中"。只看表象，不问机制，这叫什么"学说"？这叫"瞎猫肯定能碰上死耗子"，那你就放胆子去碰吧。

这不叫学中医，不叫研究中医，更不是继承、发扬中医，这纯属实用主义。把老祖宗几千年修炼出来的"宝"，懵懵懂懂地拿过来，稀里糊涂地去看病，能赚钱就行。

"方症对应"的前世今生，已经清楚了。它的下一步走向、结局，还用问吗？

2022 年 3 月 11 日（农历二月初九）

（谷韵飞整理）

竟有如此中医专家

——谈亲遇的几件真人真事

看学历：是中医院校本科以上学历。

论资历：已是主任医师，某某级名中医药专家等头衔。但让人出乎意料、甚至难以相信的是，这种事怎么会出现在这些人的身上？

听其言：满嘴西医名词，以说中医术语为不屑，甚至对中医术语嗤之以鼻，俨然以骂中医为荣，以显示其"出淤泥而不染"。有时，还现身说法，证明中医不行。

观其行：带教讲课，甚至中医的学术会上只字不讲中医。门诊查房，不用中医，以输液、打针为能。听诊器挂在脖子上，三个指头从不用。患者要求给切切脉，他连过场也不走，斥之曰："那管什么用！"

查房时患者及家属再三要求开中药，但这类人把中医的东西早就丢在脑后了，寒热虚实，心中无数，能开出什么方子？只能敷衍患者"以后再说"。查完房，就要离病房而去，患者在后面喊："大夫先别走，你还没给俺摸脉呢。"

一位重症患者，在北京某大医院被告知不治。返回后住某中医院某科病房，患者要求先前曾在门诊给患者治疗过，并有较好疗效的某老中医会诊。服用 2 剂后，病情有向好之变化。不料，第二天查房时，该科主任竟当着患者的面，对其家属说："病都这样了，还喝什么中药汤子！"患者愤怒，差点闹出一场大纠纷，后经多方协调，才平息下来。

真让人难以理解，中医医院的中医病房，中医病房里的"中医带头人"，对这位危重患者用中药后，病情出现向好转机视而不见，而自己又无别的妙方，居然能说出这样的话来，言外之意就是："你等死就行了，中药还能救了你的命？"

真是匪夷所思，且不说他还有没有中医味，简直连人味都没了，你的医德哪里去了？

呜呼，这样的"中医专家"你不感到内疚吗？国家拿钱在中医的大学里培养了你，晋升的是中医的职称，你拿的是中医院的工资，但你不信中医，不用中医、不开中药方，甚至还嘲笑你学了五年的中医，你还有颜面见"江东父老"吗？

这样的人，以用中医中药为耻，顺便说一下，不是西医不能学、不值得学，而是西医有西医的极大长处，能解决中医解决不了的问题，这是毋庸置疑的，如果你不热爱中医，就不要学中医，这本是很自然的事，令人不解的是，你入了中医门，又不想学中医，不信中医、不用中医，何必自己为难自己呢？改行就是了。中医行里绝不缺这种人的，换位思考，我觉得西医行里也不会缺这种人的，这种人就是混到西医行里，也不会有什么出息的。他的思想境界、思想

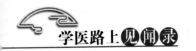

意识已经决定了他的结局。

无独有偶，类似的人在你的四周也许还能找到一些影子呢。

20世纪80年代初的一天，我去门诊上班时，在门诊楼前遇见一位上大学时比我低三届的老同学，他在某县医院中医科工作。寒暄几句后，我问他："你现在干什么？"答曰："给县卫校的学生上课。"问："教什么？"曰："教西药药理。"我感到意外："怎么教西药？"见问，这位老同学忍不住大发感慨，把多年的积怒，一下子都发泄出来了。"中医不行，这回可叫向书记（当时大学的党委书记）给坑了！"

我感到讶然："此话怎讲？"因为向书记是我们历届老同学都很尊敬的老领导啊，怎么会"坑"了你呢？他很懊恼地说："当初我就不该报考中医学院。"见状我黯然明白，原来如此。既然如此，我也不客气了："你不该埋怨向书记，要怨就怨你自己，你是投胎投错了！当初你报考中医学院干什么？"见我如此直白，他一愣，瞪了我一眼，似乎也嫌我把话说得太不客气了，但一时又没想出来反驳我的话，他摇了摇头，叹了一口气，哑然好大一会儿，不知道他在想什么。

但我肯定的是，他绝不幡然醒悟的。这条绝路，他会走到底的。让我大惑不解的是："这个老同学怎么会走到今天这一步？"

记得当年在中医学院上学时，这个同学还是愿意学中医的，成绩也不错。后来什么原因让他离中医而去呢？可惜，以后没有机会再见面，这个原因一直没弄明白，但几十年后的结局，证明了我对他的预言是对的，他在中医圈里销声匿迹了。在这些老同学中，能沿着真中医这条路走下去的，又有多少呢？

追思、反思其原因可能有以下几点：

学习中医期间，没有真正学进去，只是考试及格而已，没有悟到中医的精髓，没有产生对中医的浓厚兴趣。我们那时的学制是六年，前三年的中医理论课程结束后，安排中医教学实习半年，之后又学西医课程一年半。西医课程相对中医课程比较形象、具体，易于入门，把刚学不久、尚未扎根、"玄而又玄"的中医，一下子就冲走了。到最后一年的毕业实习时，如有名师指点，开初学的中医的东西或可"春风吹又生"，否则就被"野火烧尽"，烟消云散了。

　　毕业后分配的工作岗位要值夜班，值急症班，那时的中医院直到现在恐怕还是这样，中药房只白天上班，夜间不上班，逼着值班大夫只能开西药。残留的一点中医思维，就像旱天的小禾苗一样就渐渐枯萎了。

　　这就是大部分中医院校的毕业生走过的一条路。

　　1966 年 5 月，我参加学校组织的教育革命探索队，在沂蒙山区搞巡回医疗时，派我从蒙阴县医院转送一位重症患者到当时医疗设备条件比较好的矿务局医院做一个特殊检查。恰巧见到一位比我高三级的女同学，顺便聊了几句："你中医搞得怎么样？收获一定很大吧？"这位师姐爽快的、有点得意洋洋地回答："我一年开不了十个中药方。"多干脆明确的回答啊，真没想到。

　　我亲爱的母校啊，你辛苦培养了六年的学子，就这样展翅高飞了，飞到哪里去了？不值得深思吗？一位同班同学在某中医院当卫生院长。一个毕业实习的同学，从那个医院轮换到我院跟我继续实习，我向他打听这个同学的情况"某某院长的中医怎么样啊？"这个同学诧异地反问："某某院长不是西医吗？"

　　一个中医院的中医院长给带教的学生的印象是西医，这意味着什么？推而广之，深而思之，中医的现状是个什么状况？中医在哪里？真正的中医是个啥模样？年轻的中医学子们都不知道了。

　　1988 年夏天的高考期间，孩子们都进了考场，考生的家长们都在校门外等候。一位曾是中医院校毕业的同事问我："叫孩子报什么专业？"我不假思索地说："当然报中医专业！"他听了有点大惑不解地说："哈，我一听中医这两个字就恶心，你怎么还叫孩子报中医？"

　　我太愕然了，不理解地看了他一眼，他没再说什么，我也没再说什么，我陷入了沉思，不自觉得摇了摇头，"真不可思议"我心里说。因为这个曾经被中医医院洗礼过的"中医专家"感到可悲。

　　足矣！"海阔凭鱼跃，天高任鸟飞"，令人费解的是：中医这个天地里，怎么飞翔着这样一些鸟呢？！

　　一些"学过中医"的人尚且如此，中医岂不岌岌可危了。信者自信，不信者自不信。世事不可勉强，强扭的瓜不甜，"天要下雨，娘要嫁人"。落花流

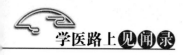
水任去流，污泥浊水留它有何用。

千锤百炼始成钢，真中医必将永放光芒！

祖国医学必将在以习近平总书记为核心的党中央坚强领导下，随着中华民族的伟大复兴，真正的继承、真正的发扬！

2022 年 3 月 12 日（农历二月初十）

（谷韵飞整理）

临床"辨证论治"的最高境界

——五个"最"简析

用最少的药味，最小的剂量，最便宜的药物，达到最快、最高的疗效。

这是我行医半个多世纪以来所走过的路，至今仍是我追求、努力的目标，五个"最"也是我对从事中医工作的两个儿子、两个儿媳，一个正在学习中医、另一个将要学习中医的两个孙女，以及我的众多学生们的训示和期盼。

我在这五个"最"的自我要求下，所走过来的半个多世纪的行医路上勤勤恳恳，不敢有丝毫懈怠，逐渐积累了点点滴滴的宝贵经验，最后凝聚成这五个"最"，从而使自己在中医理论上有了较大提高，在临证实践上能收到预期疗效。在反反复复的理论到实践，再从实践到理论的过程中，使自己在中医学这个领域里得到升华，但不是飘飘然，而是更加脚踏实地走好真中医这条正路。这五个"最"的最早明确提出是这样的：

2009 年 6 月大约上午 10 点多钟，我在内科病房查完房后到病房楼北面的一排平房处休息，那里是后勤几个科室办公的地方。正好有木工、宣传科、财务科的几位同志在那里，我到后，话题就转到了看病上。我说："要做一名好医生就应当做到用最少的药味、最少的剂量、最便宜的药物达到最快、最高的疗效。"

没想到，宣传科的那位同志把这几句话记下了。过了几天，宣传科、财务科的那两位同志和木工一起，把我的这句话，做成了一个精致的木框插屏，送到了我的宿舍。我情不自禁地赞叹着："你们可真是有心人啊！"

他们三人感慨地说："我们早就被你的医德、医术所感动，这也是全社会对你的评价啊！"

下面，我对这五个"最"做一个简单的解释。

一、最少的药味

在选方用药时，要针对病机（证）选择最对的方子，也就是要找出开这把锁（证）的那一把唯一的钥匙。在药味上要精之又精、简之又简，多一味，少一味，都会影响疗效。

要在临证实践中，逐渐锤炼出针对某一病证的唯一不二的方子。当然，方子要随病证的变化而及时调整，药味要及时增减，正如《内经》所谓："谨守病机，各司其属，有者求之，无者求之，盛者责之，虚者责之……"

不要以为药味少，药力就小，就影响疗效。恰恰相反，那些药味不多、配伍精当的方子，药简效宏，才是真正能治病的方子，才是"大"方子。这个"大"，大在什么地方？大就大在治病力大。而那些药味多、药量大、配伍杂乱的方子，反而是"小"方子。这些药味

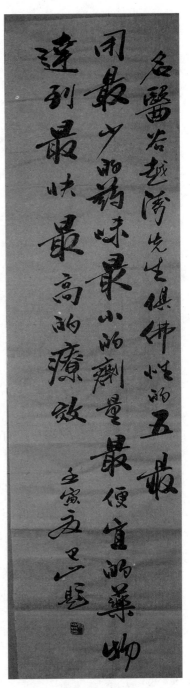

巴山先生书"五个最"

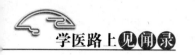

众多、配伍混乱的方子，药力相互牵扯、相互制约，药力大都相互抵消了，反而是"小"方子了，治病的药力小了。

什么叫"大方"？什么叫"小方"？《内经》里早就作了界定："大者数小，小者数多。"那些看起来药味很多的方子，反而是小方，药力小了；那些药味少的方子，药力精专，药力大增，反而是"大"方子了。

当然不是药味越少越好，是在保证"最快、最高疗效"的前提下的"最少的药味"，这可是一个需要终身锤炼的目标啊！

二、最小的剂量

剂量的大小以什么为标准呢？也是以能达到最快、最高的疗效为标准。

那就要根据患者的病情、体质等具体情况，在临证实践中，逐渐锤炼出那个能达到最快、最高疗效的最精准的用量，多一克或少一克，都会影响疗效，不只是一个节约或浪费一点药的问题。

要真正做到这一点，也是一个医者需要终生努力的目标。

三、最便宜的药物

在保证最快、最高疗效的前提下，功效相似的药物，哪一味便宜，选用哪一味。

为什么？在多年与患者的接触中，深悉大多数患者都是平民百姓，特别是大病患者，经济负担更重。为了减轻患者的经济负担，在半个多世纪的医疗实践中一直坚持这个做法。为患者精打细算，能省一分钱就省一分钱，这种做法得到了患者与社会的好评："谷大夫开的方，药味不多，价格不贵，就是效果好。"

一位七十多岁的患者，在门诊看病时，说了这样一件事："上次我看完病，坐公交车回家，看见一个人手里提着一兜子中药，就问他找谁看的，话匣子就打开了，'看病就找市中医院的谷大夫，他开药方子，药味少，价格又不高，可就是疗效好'。光夸你了，说着说着，就坐过了站。我虽多走了一段路，心里也高兴。"

　　某市一位政协主席，患肺肿瘤，各大医院都检查过、治疗过。后来听人介绍，专程到聊城找我治疗，10剂后病情明显好转。鉴于还有几位老同志听说后，也想请我看病，就让办公室主任来聊城接我去某市出诊。车过湖南大桥后，我问主任："孙主席服药后怎么样？"主任说："孙主席总结了三个字：少、贱、效。"我听了后，说："噢，少见效，效果不明显啊。"主任说："开始，我也是这么理解的。不过，孙主席解释了：少，是药少。以往吃的方子，大都20多味药，你这个方，才10味药。贱，是便宜。原先的方子，1副药一般都在两三百元。你这个方，还不到20元。效，是疗效好，吃了5副后，喘憋就明显减轻了。"

　　前些年，有一位近八十岁的患者送我一匾额，上书"四方寻君三味药，八载陈方除痼疾"。咋回事呢？原来是8年前，这位老者因患喘症托人找到我，我给老者开了3味中药，1剂药不过2元钱。老者的病很快就好了。以为神方，就把方子保存起来。8年后，老者的喘咳病又作，就找出这个方子，吃了几副，病又好了。有感于此，老者遂赠此联语，以表谢意。

　　事实证明，药物的疗效与药味、价格并无直接关系，更不成正比，关键是方药是否对证。

　　这就是我对五个"最"中，前三个"最"的理解和实践。

　　后面的两个"最"，是对前面三个"最"的制约。没有后面两个"最"为目标，前面的三个"最"就失去了意义和价值。

四、最快的疗效

　　快与慢是相对的，这里的"快"是相对于谁说的呢？

　　一是相对于那些药味多、药量重、价格高的方子。

　　二是相对于其他各种中西医疗法。

　　急性病，当然必须尽快解除患者的痛苦，如发高热、剧烈疼痛、呕吐等；慢性病，也必须尽快解除患者的某些标病。

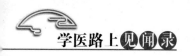

前些年，某大学副校长的 4 岁儿子，深夜 4 点求诊：体温 42℃，干热无汗，欲困，有热盛神昏之兆。苔薄白，脉浮数。知寒仍在表，有化热入里之虞，急与麻黄汤原方一剂。嘱服头煎后，温覆多饮水，务须取全身大汗出。如汗不出，再服次煎。

翌日晨，家长告之：上方服头煎后，如法将息，大汗出、热退，今晨已正常。

再举一例：某市委书记，发热已 5 天，伴恶心，输液五天，症未减。正逢大年初一，找到我时已下午 3 点。辨证为少阳证，急与小柴胡汤原方一剂。服半剂后，呕恶止，体温降至 37.2℃。身感舒服，当夜即加班工作。服次煎后，体温转正常。如此速效，讶以为奇，遂又求治宿疾：每长时间讲话以念讲稿为主时，则胸中憋闷。经四诊合参，辨证为胸中瘀血。予王清任血府逐瘀汤，10 剂后，大会做报告时，未出现胸中憋闷。

五、最高的疗效

疗效之高低，也要有一个参照物。这个参照物，就是那些大而杂的方子，患者的治疗经历，足以说明问题。

这样的例子很多，仅举最近的一例。

王某某，女，10 岁，梁山人。发热两年半余，体温常在 38℃以上，身痛，身时热，咽时痛，满月脸，面赤热，皮肤常起荨麻疹，也已两年多。已在北京、上海、济南等医院多次检查，诊为幼年全身特发性关节炎。服泼尼松由每日 12 片，现减为每日 8 片，还服布洛芬。四诊合参，辨证为三焦湿热。予蒿芩清胆汤加减。三剂后，体温短时偶达 38℃，激素渐减，停布洛芬，症状渐消失。又加祛风药，调理月余，病情稳定。

理解这五个"最"并不难，但真正实行起来的确不易。

这五个"最"，既是我半个多世纪以来所努力的方向，也是我终生所追求的目标。

能做到这五个"最"，不仅是一个医生医术的最高体现，更是一个医生医德的最高体现，也是一个经方追求者的必然转归，是医者仁心仁术的最具体、最真实的体现。

　　舍此，还别有洞天吗？余日望之。

2022 年 3 月 12 日（农历二月初十）

（谷韵飞整理）

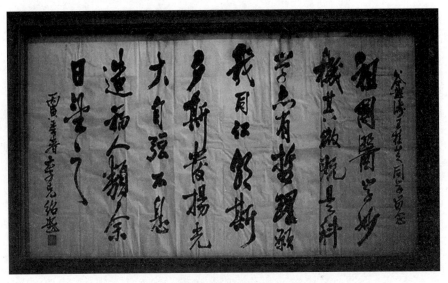

李克绍教授赠言谷越涛夫妇

"中西医结合"的前世今生

　　20 世纪三四十年代，中国共产党领导全国人民进行了艰苦卓绝的抗日战争、解放战争，在艰苦的战争环境中，吃饭、穿衣都成了问题，看病吃药更困难。在这种无奈的情况下，毛主席提出了"用中西两法治病"，当时的中草药成了解决军民治病的重要手段。

　　新中国成立后，毛主席又发出"中西医结合"的伟大号召，是根据中国的

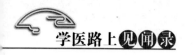

具体情况制定的，中国既有传统的中医，又有西医学的存在，让中西医两个医学携起手来解决中国人的防病治病问题，和最早提出的"中西医两法治病"有异曲同工之妙，并没有涉及中西医学的理论结合。

中西医是两个不同的理论体系，差距很大，一个是形而上的道的医学，另一个是形而下的器的医学，能不能结合，什么时候才能结合，都是个未知数，至少需要几代人的努力，也许才能看出来眉目。

现阶段所进行的"中西医结合"，只是试错。从西医的生理、病理等角度对中医的某些机制，进行探讨，但仍然是局部的、肤浅的，在临床上仍然是用"中西两法治病"，中西药混用，这种现象其实对中医、西医的各自发展都带来了一些问题，对各自的疗效含混不清，难以考察。

西医理论在现代科学高度发展的前提下高速发展，它必然向中医理论靠拢。正如钱学森教授指出的那样："医学的发展方向是中医，而不是西医。"现代医学充其量只是生物医学，只有中医才是真正意义上的人类医学。

2022 年 3 月 14 日（农历二月十二）

（谷韵飞整理）

中医能与世界接轨吗？

中医是中国的土特产，它能与世界接轨吗？

山东中医药大学的哲学教授祝世讷老师，对这个众说纷纭的议题给出了有根有底、有理有据的解答：不能！因为外国没有中医，无轨可接，谈何接轨。

这么好的宝贝，保密还怕保不住呢，你偏要硬塞给一个视其为敝屣的洋人，岂不怪哉？

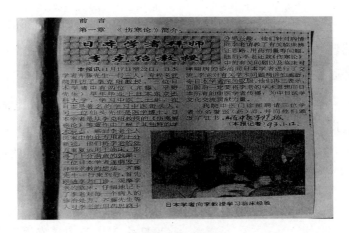

山东中医学院学报

当务之急，是把中医药学这个宝库继承下来。当前高水平的真中医太少了，继承都成了问题，谈何发扬？

2022 年 3 月 24 日（农历二月二十二）

（谷韵飞整理）

"截断疗法"的启示

20 世纪 60 年代，对热性病的治疗，某著名中医学家提出了"截断疗法"，即在治疗卫分证的辛凉解表的药中，加清气分证的苦寒药，以"截断"外邪从卫分传入气分之路，并名之曰"截断"疗法。

对于温热病的治疗，叶天士早就明确指出："在卫解卫，在气清气，到营犹可透热转气。"

温热病的治疗，外邪在卫分，当予辛凉透解，祛邪外出，是其原则。邪入气分，方可清气，药用苦寒。邪在卫分时，早用苦寒反而影响辛凉解表药祛邪外出，

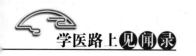

而使外邪内陷，病不会除。这是为临床实践所证实了的，即使热邪初入营血分，"犹可透热转气"，力求使邪气外出，而不深入。我在《东游记》一书中曾论及此事，可资参考。

这些新提法，其热闹一时，甚至被称为"独创""发展"，但都经不起临床实践的检验，时间的考验。最终不了了之。

为什么？因为这些见解不是中医思维，不符合中医理论，最终被抛弃是必然的。

2022 年 3 月 27 日（农历二月二十五）

（谷韵飞整理）

《伤寒论》里生不出怪蛾子

——"方证对应"

《伤寒论》如此经典之作，两千年来历代中医大家都奉之为临床圭臬，它光芒四射，指引着中医的治病之路。

不料近年来，围绕着《伤寒论》乱舞着一只怪蛾子——"方证对应"。

《伤寒论》每一条文描述的每个症状，都有其潜在的机制，每一个方子的配伍，都有其严格的君、臣、佐、使的内在联系，都有其适应证。

要掌握、要探讨这些机制，要下大功夫，难矣！

于是某些学伤寒者就畏难而避之，只取表面现象加以归纳。凡出现某几个症状，就是什么汤证，就用什么方，于是"方证对应"一词，应运而生。

这是一种只看现象、不管机制的浮浅之见，实质上是一种"舍医存药"的路，如此走下去，中医不就完了吗？不就断子绝孙了吗？

这"舍医存药"的"方证对应"来源于何处呢？日本。日本的汉方医就走了这条路。结局怎么样呢？事实证明日本的汉方医确实不如中国的中医做得好、走得远。中国某些人呼叫着要走这条路还能有第二个结局吗？

2022 年 8 月 16 日（农历七月十九）

（谷韵飞整理）

跟师抄方，收效不一

跟师抄方，是个形式，是个现象，但收效可能大不一样。

收效的大小，取决于师徒两个方面。一方面是学生根基好、善于学；另一方面是带教老师确有真水平，又善于教。

一个善于学的人，对老师的点滴指教，听于耳、记于心，并善于思辨，举一反三。

一个有高水平的老师，在关键点上能及时给予指点，高屋建瓴，让学生醍醐灌顶，教给学生的不只是一方一药，而是一种思辨方法，是点金术，不只是黄金山。

有的学生跟师三年，只总结出老师在什么什么情况下好用某某药。为什么？不清楚，知其然，不知其所以然。胶柱鼓瑟，焉能收桴鼓之效。

2022 年 9 月 15 日（农历八月二十）

（谷韵飞整理）

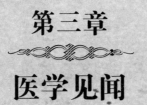

第三章

医学见闻

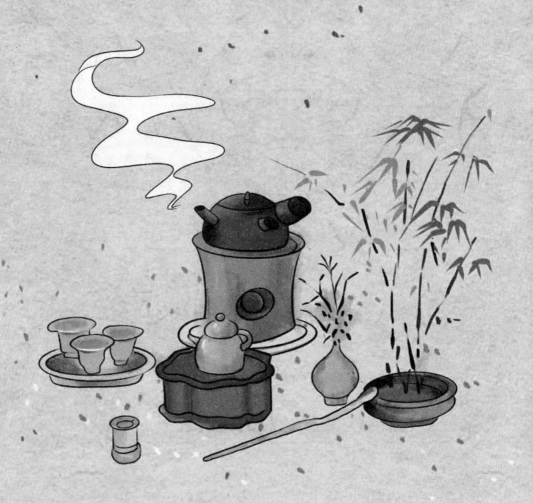

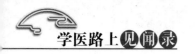
热入精室证

30多年前，曾遇一40多岁男性患者，适逢精气溢泄时，外感发热，夜间出现幻视幻觉。

依据《伤寒论》热入血室证的机制，诊断为"热入精室证"，即予小柴胡汤，一剂而愈。

后儿子谷万里亦遇类似患者一例，也是用小柴胡汤一剂而愈。当然，热入血室证临床并不多见，但《伤寒论》上有记载，似不为怪。我曾在《山东中医学院学报》1980年1期发表过《热入血室证》一文，后被多家中医刊物转载，又被全国高等中医院校通用教材第五版《伤寒论讲义》中摘要选裁，读者可查阅参考。

"热入精室证"限于笔者见闻寡陋，未予报道。但依《伤寒论》热入血室证机制，男性的"精室"类似女性的"血室"，故亦投予小柴胡汤而愈。

2022年3月6日（农历二月初四）

（谷韵飞整理）

猩红热的杨梅舌

20世纪70年代中期，我在阳谷县石门宋医院工作时，一年的春天，连续两天发现了两例患猩红热的儿童，是从同一个方向——莘县那边过来的，典型的杨梅舌，舌蕾鲜红，有欲渗血之感。

这是我第一次遇到，过后又查了查书，确诊无疑。

80 年代初，我在聊城市中医院上班，并负责医务科的工作。一天上午，儿科主任星喆主任（星主任已经 50 多岁了，是从聊城市医院儿科主任的位置上调过来的）让我去一楼的急诊科看一个患者，她说这个患者是不是猩红热她定不准。患者是一个 10 多岁的男童，我让他伸出舌头，典型的杨梅舌，看来星主任这是第一次见到这种舌，我肯定地说："是猩红热。"就收住了隔离病房。

2022 年 3 月 8 日（农历二月初六）

（谷韵飞整理）

可变的反关脉

在近 60 年的临床经验中，竟然发现 3 例反关脉的变化，这 3 例均是经服药治疗本病后，反关脉患者的正脉又出现了，只是脉略沉弱。

反关脉原本认为是一种生理现象，是否个别人也有病理因素？经服药对整体进行调理后病理因素祛除了，正脉气血流畅，又有出现？不得而知，还请各位专家指正。

2022 年 3 月 8 日（农历二月初六）

（谷韵飞整理）

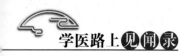

在蒙阴县医院值夜班

1967年，我参加学校组织的巡回医疗队，到边远的缺医少药的蒙阴山区搞巡回医疗，住蒙阴县医院。

那年冬季，我在内科实习，一天晚上在内科病房参加抢救一个危重患者，最后抢救无效，患者死去。医院建在山坡向阳的南侧，停尸房建在山坡的北侧，要翻过山脊。往停尸房运送患者遗体时，护士长再三嘱咐："放下后一定要把停尸房的门锁好，这里有狼。"

这话听起来，让那时只有20多岁的我，也有点毛骨悚然，说不定停尸房周围的哪个岩石缝里，就有野狼躲在那里，目光炯炯地瞅着我们呢。

我们把门关好、锁好后，又检查了一遍了，就匆匆离开了，不时回头看看，生怕有狼跟在后头。

50多年过去了，当年曾被猎人追打的野狼，现在又变成了受保护的动物，世事沧桑，令人感慨！

2022年3月10日（农历二月初八）

（谷韵飞整理）

怪哉，怎么测不到血压？

刚开始到医院实习时，初次接触患者，心里难免有些紧张。

我们班里有个同学叫贾传琛。贾传琛，益都人，还是班里的文艺委员，和著名吕剧演员郎咸芬是同乡，他常引以为荣，闲暇时还哼上几句吕剧。

在济南市中医院刚开始内科实习时，他给一个患者测血压，给血压计打了两次气，"唉，怪啦，怎么听不到动静？"被测血压的患者反倒看出了门道："大夫，你忘带听诊器啦！"贾传琛这才恍然大悟，脸红了，心跳了，出汗了，这才慌忙地把听诊器挂到耳朵上。

事后，他给我讲这件事时，乐得他哈哈大笑，不是成长的烦恼，反倒成了成长的乐事，如今此人已经驾鹤西去，似乎还能听见他在天堂里给他的天友讲当年第一次给患者测血压引起的笑声。

2022 年 3 月 12 日（农历二月初十）

（谷韵飞整理）

冬虫夏草，神草俗用

我曾随同中国科学院的专家到西藏考察，汽车在高原山坡上行驶时，看见藏族男子用摩托车把妇女带到有冬虫夏草生长的山坡上，妇女手里拿着布兜、小铲去草地里寻觅冬虫夏草，男子骑上车又去别处干活了。

公路旁，时有来得早、已采到少量冬虫夏草的妇女，把冬虫夏草放在小布兜上摆卖，也就十几个吧，长得小一点的，一个要 16 元，大点的要价 20 多元，要是有旅游车停下时，一会儿就卖光了。

冬为虫，夏为草，不知者，神乎其神。以为神物者，必有神功。其实冬为虫，夏为草，乃自然界在特殊地理环境中生长的一种特殊物种。有补肺之功，药性平和，可做食补，用法多样，随个人口味而异。

冬虫夏草生长环境要求苛刻，多生长在西藏海拔三四千米的山坡草地里，人工栽培难度较大，所以产量少，价格高，愈显其神秘珍贵。

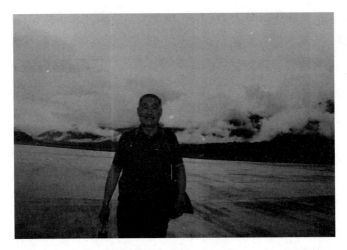

谷越涛在西藏林芝机场

2022 年 3 月 13 日（农历二月十一）

（谷韵飞整理）

附：冬虫夏草

冬虫夏草为麦角菌科真菌冬虫夏草菌，寄生在蝙蝠蛾科昆虫幼虫上的子座和幼虫尸体的干燥复合体。

药材性状：由虫体与从虫头部长出的真菌子座相连而成。虫体似蚕，长 3～5cm，直径 0.3～0.8cm；表面深黄色至黄棕色，有环纹 20～30 个，近头部的环纹较细；头部红棕色，足 8 对，中部 4 对较明显；质脆，易折断，断面略平坦，淡黄白色。子座细长圆柱形，长 4～7cm，直径约 0.3cm；表面深棕色至棕褐色，有细纵皱纹，上部稍膨大；质柔韧，断面类白色。气微腥，味微苦。

性味与归经：甘，平。归肺、肾经。

功能与主治：补肾益肺，止血化痰。用于肾虚精亏，阳痿遗精，腰膝酸痛，久咳虚喘，劳嗽咯血。

用法与用量：3～9g。

注意：久服宜慎。

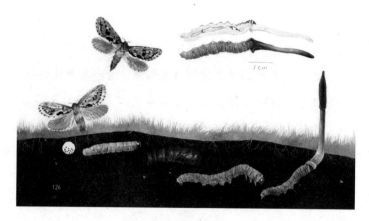

冬虫夏草

川贝、浙贝贵贱异

——治病用浙不用川

　　川贝与浙贝都是化痰止咳的作用，但川贝的价格比浙贝要高得多。我在临床治病时，为了减轻患者的经济负担，能用浙贝时尽量不用川贝，多年来我在治病用药时遵循一个原则——"用最少的药味，最小的剂量，最便宜的药物，达到最快最高的疗效"，后来，被大家简称为"五个最"，这"五个最"是一个医生的医德医术的最高体现，只有一个一心为患者着想的医生，辨证论治水平高的医生才能做到这"五个最"。据报道，有的医生把这"五个最"当作座右铭，写到台子上，放在自己的诊断桌上。

2022 年 3 月 13 日（农历二月十一）

（谷韵飞整理）

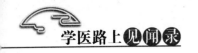

附：贝母

贝母为百合科贝母属多种植物的干燥鳞茎，药用历史悠久，在我国分布广泛。其中川贝母被2015年版的《中国药典》划分为6个基源植物，包括川贝母、甘肃贝母、暗紫贝母、梭砂贝母、太白贝母和瓦布贝母，后又因其性状不同分为松贝、青贝、炉贝和栽培品，主治伤寒烦热、淋沥邪气、虚寒咳嗽、疝瘕、喉痹等证。其中，暗紫贝母作为川贝母基源植物的代表，既是名贵道地中药材"松贝"的主要来源，也是国家三级保护野生药材品种，主治肺热燥咳、干咳少痰、阴虚劳嗽、痰中带血等症，是川贝中的珍品。浙贝母作为我国传统的大宗药材，为多年生草本植物，别名"浙贝""大贝""象贝"等，位列贵重中药材"浙八味"之首，始载于《神农本草经》，具有清热化痰、止咳、解毒散结消痈的功效。浙贝母作为浙江省的道地药材，也是常用的中药之一。

川贝和浙贝是两种镇咳化痰、清热散结的常用中药。在共性上，两者都可用于热痰咳嗽。区别在于川贝止咳功能更佳，但清热化痰能力并不如浙贝，多用于肺燥咳嗽，比如干咳、喉咙干痒等。浙贝虽然不如川贝有名，但是浙贝在治疗一般上呼吸道感染尤其是急性感染往往更合适。浙贝苦寒性更大，清热力量远胜川贝，重清肺化痰。

酸枣仁的安眠与醒睡

酸枣仁只适用于肝阴虚、肝气虚的失眠，其他类型的失眠，就不是它的适应证了。

个别医生对酸枣仁的认识不全面，见失眠就用酸枣仁，也导致了个别患者对酸枣仁的盲目崇拜，非酸枣仁汤不吃。

失眠一症，寒、热、虚、实皆有。五脏六腑有病均可引起失眠，不辨清楚这些，一律用酸枣仁是有害无益的。

还有被不少医生误传误用的一些说法：熟酸枣仁安眠，生酸枣仁醒睡，直到现在，一些医生还糊涂着，其实生、熟酸枣仁都有安眠作用，但必须符合肝虚。

2022 年 3 月 13 日（农历二月十一）

（谷韵飞整理）

附：酸枣仁

酸枣仁为鼠李科植物酸枣的干燥成熟种子，是临床最常用的中药品种之一，广泛分布于我国北方地区，产地众多，包括河北、山东、辽宁、河南、甘肃、陕西、山西、天津等地。酸枣仁作为常用的镇静催眠药，其味甘、酸，性平，归心经、脾经、肝经、胆经，功能宁心安神、养肝、敛汗，毒副反应小，广泛用于具有失眠、耳鸣、盗汗、烦躁、心神不安、头晕耳鸣等临床表现的神经衰弱以及更年期综合征等疾病的治疗中。传统中医应用酸枣仁时有生酸枣仁、炒酸枣仁、生炒各半用 3 种方法供临床使用。

“生不逢地”的大白果树

有的人埋怨自己不能实现个人抱负，怨天尤人，说自己生不逢时。

1965 年，我参加山东省委组织的社教工作团（又称“四清”工作团），到日照搞社教，分配到日照西湖公社——东城田童村。

第一次到公社驻地开会时，听说离公社驻地东边不远处有一棵特大的白果树，感到很神秘，就趁开会休息时找到了那棵大白果树。

这棵大白果树就长在一片开阔的田野里，我用手臂量了量，有 13 抱粗，从大白果树根边长出的小白果树，有 7 抱粗。树下有一个放羊的老汉，他说这棵

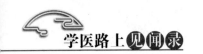

白果树的树冠，遮地有二亩多，年产白果两千多斤。

20 世纪 90 年代后期，国内旅游事业发展起来，有材料介绍临沂蒙山上有一棵白果树，才 7 抱粗就称王称霸了，和日照西湖公社那棵白果树的儿子一样粗，但日照西湖公社的那棵 13 抱粗的大白果树却默默无闻，真有点"生不逢地"啊，不能不让人感叹！

2022 年 3 月 14 日（农历二月十二）

（谷韵飞整理）

见识麻黄

麻黄，因其味麻、色黄而命名，其性辛温，为发汗解表第一药，以其为君药的麻黄汤是医圣张仲景《伤寒论》中发汗解表的第一名方。麻黄一药，声势显赫，有的医生"畏麻黄如虎"，治病开方时麻黄用量三分、五分、八分，若用到一钱，心里就惴惴不安了。麻黄的用量，在辨证论治的前提下，患伤寒表实证的成年人，用到 10g 是正常的。

麻黄主产地在新疆，境内有个麻黄沟，是麻黄生长最集中的地方。

据学者考察，在历史上，新疆曾出现过麻黄崇拜，巫医引用麻黄水，出现幻觉，接通天人、下神驱鬼，在考古发掘出的古墓葬的棺材里，有大量麻黄遗存，其可用防腐，助死者灵魂升天。

前几年到新疆旅游的时候，在一处沙丘中发现几棵麻黄，又惊又喜，摘了几束做样本。

后来去欧洲旅游时，在法国的一处公园里发现一丛麻黄，尝之味辛麻，只是外形有点变异。当时我还浮想联翩：人在亚洲是黄种人，在欧洲就变成了白种人，欧洲的麻黄有点变异，也是可以理解的。正向中国那句老话"橘生淮南则为橘，生于淮北则为枳"，何也？水土异也。

2022 年 3 月 20 日（农历二月十八）

（谷韵飞整理）

附：麻黄

麻黄是具有 2000 多年应用历史的我国特产药材，历代本草对其记载较多，始载于《神农本草经》，称"龙沙"。其药用来源为买麻藤纲、麻黄科、麻黄属植物草麻黄、中麻黄或木贼麻黄的干燥草质茎。秋季采割绿色的草质茎，晒干。其性温，味辛、微苦，归肺、膀胱经。有发汗散寒、宣肺平喘、利水消肿的功效，可治疗风寒感冒、胸闷喘咳、风水浮肿、支气管哮喘等病症。本品发汗力强，凡表虚有汗、阴虚盗汗、虚喘等均慎用。本品能升高血压，失眠及高血压患者慎用。

沙漠里的宠儿——黄芪、甘草

黄芪、甘草，均是药用其根，根系发达，长得粗长，是植物本身生长的需求，也满足了人们对它的药用需求。

什么样的环境条件，才能让黄芪、甘草的根长得又长又粗呢？

一次沙漠之行给出了答案。前几年，某友人受内蒙古鄂尔多斯奈伦集团一老总之邀，先坐飞机从北京到达鄂尔多斯，又从鄂尔多斯去呼和浩特，途中沙漠连绵，坐汽车还经过响沙湾那一段奇景，途中停车观赏时，发现有成片生长的黄芪和甘草。用手拔了拔，拔不动，用手往下抓，根很深，直到扒出有点湿气的沙土，根还往下扎。我豁然明白，黄芪、甘草只有在这种环境下，为了吸收到沙漠深层的水分，其根就一个劲儿地往下扎，所以才长得长又粗，不至于

- 071 -

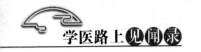

在干旱季节枯萎，也正好也满足了人们对它的药用需求，真是天遂人愿。

2022 年 3 月 24 日（农历二月二十二）

（谷韵飞整理）

附：黄芪

黄芪始载于《神农本草经》，其味甘，性微温，归脾、肾经。《本草纲目》中记载其"甘纯阳，可补诸虚不足，壮脾胃，活血生血"，具有补肾健脾、益气升阳、固表止汗、行水消肿和托毒生肌等功效，有"补气诸药之最"之称。可治表虚自汗、气虚内伤、脾虚泄泻、浮肿及痈疽等。黄芪是豆科黄芪属植物，在中国主要分布于东北、华北及西北，生长于林缘、灌丛或树林下，亦见于山坡草地或草甸中。

黄芪是百姓经常食用的纯天然品，民间流传着"常喝黄芪汤，防病保健康"的顺口溜，意思是说经常用黄芪煎汤或泡水代茶饮，具有良好的防病保健作用。黄芪和人参均属补气良药，人参偏重于大补元气，回阳救逆，常用于虚脱、休克等急症，效果较好。而黄芪则以补虚为主，常用于体衰日久、言语低弱、脉细无力者。有些人一遇天气变化就容易感冒，中医称为"表不固"，可用黄芪来固表，常服黄芪可以避免经常性的感冒。

现代医学研究表明，黄芪有增强机体免疫功能、保肝、利尿、抗衰老、抗应激、降压和较广泛的抗菌作用。能消除实验性肾炎蛋白尿，增强心肌收缩力，调节血糖含量。黄芪不仅能扩张冠状动脉，改善心肌供血，提高免疫功能，而且能够延缓细胞衰老的进程。黄芪食用方便，可煎汤、煎膏、浸酒、入菜肴等。

甘草

甘草属豆科植物，最早记载于《神农本草经》，具有清热解毒、补脾益气、润肺化痰、缓急止痛、调和诸药的功效。甘草主要产地分布在我国内蒙古、甘肃、宁夏和新疆等地区，胀果甘草主要分布在新疆的南疆地区，光果甘草主要分布在新疆西部及中亚丝绸之路沿线。现代研究表明，甘草化学成分包括黄酮类、皂苷类、生物碱、氨基酸类、香豆素类、多糖类等，从甘草中分离提取出的主要活性成分，被证实具有抗氧化、抗炎、免疫调节、抗溃疡、抗病毒、抗肿瘤、抗抑郁、镇痛、保肝、抗动脉粥样硬化等多种药理作用。

第四章

行万里路

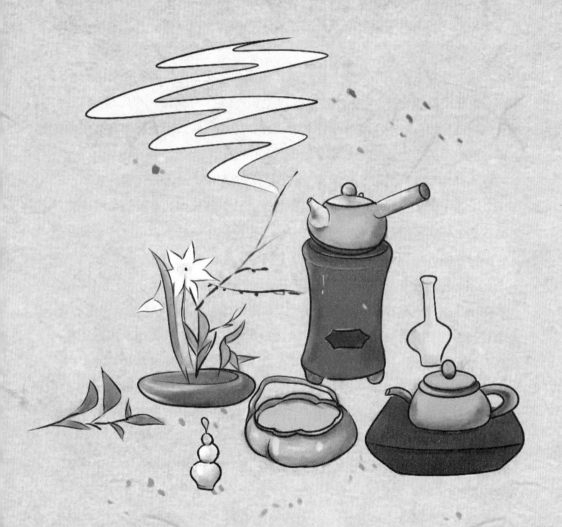

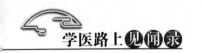

两次仲景故里行

继中医经典理论的渊薮《黄帝内经》之后，医圣张仲景的《伤寒杂病论》成为中医理论与实践相结合的奠基之作。学中医者不读《伤寒》是会让人笑掉大牙的。

怀着对张仲景的无限崇拜，想一探《伤寒》之源，先后两次去河南省南阳市郎东镇张庄仲景故里，寻觅仲景遗迹。这张庄虽以"张"命名却只有一户姓张的，也只能把那位近七十岁的张姓老者当作张仲景的后人了，问他有关张仲景的事，他也是从近年来到此访问的人口中知道的。

在一条南北胡同的最北面，有一排四间房的北屋，砖墙灰瓦顶，房顶已有塌陷处，露了天了。墙砖已严重的风蚀脱落，从歪斜破损的木板门弯腰进到屋里，地面上积满了塌落的土尘和瓦片，墙角里挂满了蜘蛛网，也许这是张仲景那时的蜘蛛的后代，到底排到多少辈分了就很难考察了。

胡同的东面还有几排破旧的灰砖瓦房，早已无人居住。

第一次去考察时看完故居天色渐黑，在张庄村的东南角有一用水泥做的碑，碑座较高，已看不清碑上的文字，我费力地爬上了碑座，让人用手机灯照着，勉强看见碑上的字——张仲景故里。第二次去考察时，在原来那块碑的东边不远的路边上又增加了一块小碑，上面刻有张仲景简介的文字。另外，又在张庄的北边两百多米的地里，立了一块大石碑，上刻简介张仲景谱系的文字。碑周围有半径约二十米的圆形水泥砖台。

总算有张仲景的像样的纪念物了，对我们这些张仲景的粉丝，心里也是个安慰吧！

2022 年 3 月 29 日（农历二月二十七）

（谷韵飞整理）

寻索成无己故里

我为推动宋金时期名医成无己研究倾注了许多心血。经过多方考察，我确定成无己故里在茌平区洪官屯镇成庄村，并做了大量宣传推广和学术交流工作。2008 年，我主持立"成无己故里"碑；2014 年，筹备成立了"成无己学术研究会"，并担任名誉会长，多次在召开的学术研讨会上做报告；2017 年，经过多方呼吁筹备，建成了"成无己纪念馆"，并捐献了大批中医药文物。目前，成无己纪念馆已成为"山东省中医药文化宣传基地"。

寻索历程

20 世纪 60 年代，在山东中医学院（山东中医药大学前身）的课间，著名伤寒学家李克绍先生对我谈及成无己在伤寒学上的历史贡献和巨大影响时说："成无己是你们聊城人，他的故里具体在哪里，你可以考证一下。"

对于李克绍先生的嘱托，我一直牢记在心。然而如果漫无目标地寻找，无异于大海捞针。我反复思考，是不是可以从成无己的姓氏入手查找，这样可以缩小范围，比如查找带有"成"姓的村庄。

经过查找发现，茌平西有两个成庄村，一个在博平镇、一个在洪官屯乡（现洪官屯镇）。于是我利用业余时间，骑着家里唯一的交通工具——大金鹿自行车，多次到茌平考察成无己故里的具体位置。

"到博平镇的成庄村调查时，当地村民都不知道成无己这个人，我也没有发现有价值的线索。后来我又多次到洪官屯镇的成庄村，这才有了线索。"回忆起对成无己故里的考证过程，记忆犹新。

洪官屯镇成庄村是西成庄村，又称老成庄，曾有石碑和牌楼，且成氏祖先并非从山西省洪洞县迁来，乃当地原住民，此外，成庄村以及方圆数十里的村

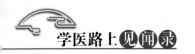
庄还留有很多民间药方。

有村民听老辈人说过，村里出土过写有"成无己"名字的墓碑，不过1958年被运走。更为重要的证据是，成氏家谱记载："先祖为摄国臣民，世业医。"

至此，"国医亚圣"成无己故里的具体位置确定，困扰我国医学界数百年的一个谜团被解开，也拉开了挖掘成无己文化的大幕。最先行动的还是我们，当时我任聊城中医药学会会长，和长子谷万里出资树立了"成无己故里"碑，并撰写了碑文，后来又建设了碑亭。

随后，成殿友等250余名成氏后人集资在村头为成无己立墓树碑，以示对先祖的纪念。墓碑上有"宗祖成公无己之墓"字样，墓碑后面是成无己人生事迹简介，并有"成氏族人恭立"字样。

我儿万里和茌平区洪官屯镇卫生院院长袁恒勇等人又先后成立了聊城市中医药学会成无己学术研究会、聊城市成无己研究会，每年都举办培训班，研究成无己学术思想、挖掘成无己文化，并出版了多部专著。

2017年12月9日，投资547万元建设的成无己纪念馆开馆，这是山东省首家以古代名医命名的纪念馆，也是一座中医药博物馆，馆内不仅有对成无己的最新研究成果，还展出了大量与中医药文化相关的珍贵文物，是传播中医药文化的一个重要载体。

附：成无己介绍

成无己，聊城人，生卒年不详，宋金时期医学家，是最早注释《伤寒论》的医学家，伤寒学派的主要代表医家之一，在传统医学的伤寒学研究史上，具有举足轻重的地位，对后世伤寒学派诸家产生很大影响。

"成无己家世儒医，性识明敏，议论赅博，术业精通，医学造诣极深，临证经验丰富，年逾九秩而治病百无一失。"史书记载成无己其家世代行医，曾一度在聊城城区生活，由于家境殷实，还曾在城南修建了一座成家花园。不为良相，便为良医，由于战乱没能考取功名的成无己苦心钻研医学，成为宋金时期最著名的医学家之一，挽救了无数人的生命。北宋末年，靖康之难时，金军攻破汴梁，俘虏了徽宗、钦宗父子，以及皇族、朝臣和诸科医生、各种工匠等数千人北上金国。作为当时的宫廷御医，年过古稀的成无己也被带到临潢（现在的内蒙古巴林左旗），为金人皇族治病，最终客死他乡。

成无己一生钻研医学，行医数十年，治病救人无数，他把经验和理论结合起来，著有《注解伤寒论》十卷，《伤寒明理论》三卷，《药方论》一卷，发展出了成氏伤寒医学，对后世产生了深远的影响。

由于《伤寒论》成书较早，文字比较简略而义理很深，难以理解。在成无己以前，研究《伤寒论》者虽已有孙思邈等人，但均未对《伤寒论》原文进行注解。成无己第一个对《伤寒论》进行了"顺文随释"的全面注解，以"经"释"论"，以《内经》《难经》的理论作为指导对《伤寒论》全文逐条注释，使《内经》《难经》理论与伤寒证治结合，融会贯通，对八纲辨证、脏腑辨证、营卫辨证、经病腑病辨证等内容详加辨析，强调了正本清源的思想，开创了研注上的溯源穷流的新风，有效地指导着后世的研究。

成无己对《伤寒论》的药方进行注解，其注解多从《内经》四气五味理论的角度分析和认识组方原则及配伍意义，将制方之理析微阐奥，使仲景立方之意昭然于后世。成无己所著《伤寒明理药方论》是历史上首次根据君、臣、佐、使剖析组方原理的专著。

成无己专力钻研注解《伤寒论》，由于前无他人可鉴，难度很大，历时四十余年，已经八十岁高龄的成无己才完成《注解伤寒论》，使《伤寒论》得以广泛流传，促进了伤寒学派的发展。

2022 年 3 月 31 日（农历二月二十九）

（谷韵飞整理）

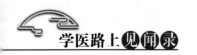
名医刘河间故里行

三年前夏末秋初，我们开车到河北省游玩，主要目标是参观金元时期名医刘完素的故里。

刘完素家居河北省河间县，故后人又把他尊称为刘河间。那里有刘河间的庙宇，每年三月庙宇处有庙会，香火很盛。庙内大院子里有一棵枝叶繁茂的大槐树，不时有喜鹊落在树枝上鸣叫，去时适逢秋初，树上结满了累累的槐连豆，把树枝压的垂了下来。

2022 年 3 月 31 日（农历二月二十九）

（谷韵飞整理）

孙思邈的神头村

三年前我们去河北省河间参观刘完素（河间）故里时，也去了唐代名医孙思邈的葬处——神头村。

据说，孙思邈因得罪了皇帝，被处死刑，身首异地，孙思邈医术高超，具有神力，怕他头身再相接，故身首异地而葬，为了纪念他，埋头的这个地方就叫神头村。

村子很大，就在山坡上，孙思邈的庙宇，院子也很大。里面有几抱粗的松柏，见证了它的历史沧桑。

坟墓的后面，我发现有一个人头状的石头，没敢动它。

庙前有一东西方向的山沟，过了山沟的对面的山坡上，有九棵古柏，其根如盘龙错节，牢牢地长在石头上，其沧桑古老，引人遐想。

2022 年 4 月 3 日（农历三月初三）

（谷韵飞整理）

寻访李克绍老师青年行医地

2021 年，根据李克绍老师之子李树沛的介绍，东去威海市环翠区羊亭镇，寻访李老师青年行医的地方。

1954 年正值新中国成立初期，农村实行互助组、合作社；商业上实行公私合营，在农村行医的个体医生成立联合诊所，当时李克绍老师就在羊亭乡联合诊所工作。

现在这里叫羊亭镇，设有一所羊亭镇医院，进到医院里边，见到中医科，我先到中医科去打听，遇到的是一位 35 岁左右的中医人员。我说明来意，并做了自我介绍，被问者不是山东中医药大学毕业，是西医中专，对所问的一无所知。我想再问其他人，也是枉然。

又在医院前面遇见一位七十多岁老者，对所问也一无所知。

我想，对 1954 年发生的事能有所记忆的人，现在也 80 岁左右了，很难找到这样的人了。

树沛弟说：他就是 1954 年在此地出生的，多么有纪念意义的地方！就这一点，也不枉此行。

祝愿树沛弟健康长寿！

2022 年 4 月 5 日（农历三月初五）

（谷韵飞整理）

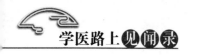
陪同李克绍老师畅游景阳冈

1986年4月23日上午，特邀全国伤寒名家、我的恩师李克绍老师到聊城讲学后，我又陪同李老师去参观名著《水浒传》大书特书的武松打虎圣地——阳谷县张秋镇景阳冈。

地面渐渐高上去的景阳冈上，有一座砖墙瓦顶的破旧三间房，房前立着一道石碑，上刻"景阳冈"三个大字，遒劲有力，是曾任山东省委书记的书法家舒同于1958年题写的，为这貌不惊人的景阳冈，增辉不少。

20世纪80年代后，在岗上右侧，又增添当代著名书法家杨萱庭写的大"虎"字石碑！

李老师衣着朴素，一身黑色中式服装，那年李老师已76岁，仍精神矍铄。我告知李老师，我第一次来景阳冈，是1962年寒假期间，自己骑着自行车来的。老家谷岩寨村，在景阳冈的北偏西一点，有四十里的路程。因为1962年夏考入山东中医学院后，同学们一听家是阳谷县的，就很羡慕地问去过景阳冈不？景阳冈是个什么样子的？问的我有点窘，真没去过，所以下决心，放了寒假一定要去看看。

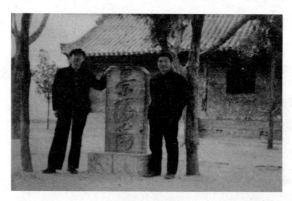

1986年4月23日同李克绍老师（左）游景阳冈

随着日月变化，风雨侵蚀，景阳冈变得越来越低，我第一次骑自行车来这里时，多少感觉有点上坡。那时冈的西面不远处，还有一段二十几米高的土台子，后来就消失了。据说那段沙土冈上的土，有特殊用途，被当时的某个单位买走了。

2022 年 4 月 5 日（农历三月初五）

（谷韵飞整理）

三游景阳冈

1962 年夏考入山东中医学院（山东中医药大学前身）。入校后，同学们得知我是阳谷县人，都问我去过景阳冈吗？是个什么样子？这让我这个没去过景阳冈的阳谷人感到尴尬，当年的寒假不顾寒冷的北风，骑上自行车，沿着高低不平的田间小路，第一次造访了这个因名著《水浒传》闻名天下的有七八百年历史的遗址。

在近景阳冈的四五里处开始出现微微的上坡，感觉骑自行车有点儿费劲儿了，冈子上有坐北朝南的三间灰砖瓦古庙宇，中间大门上方悬挂着的匾额上有"山神庙"三个大字，庙前约 20 米处有一石碑上刻"景阳冈"三个遒劲有力的大字。据说是 20 世纪五六十年代，任山东省委书记的书法家舒同写的。

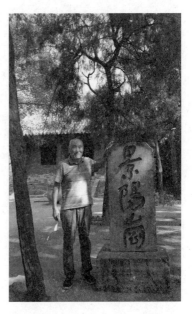

2022 年 9 月 15 日重返景阳冈

那时候，冈子南偏西约 50 米处，还有一小段似残留的破城墙土垛子，后来没有了，据说被苏联人运走了，不知道里面有什么特殊元素，引起了他们的注意。

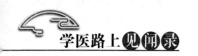
这段土垛子与景阳冈又有什么关系？没人思考过，但我冥冥之中觉得他们有关系。

第二次来景阳冈是 1986 年 4 月 23 日，我那时任聊城市中医药学会副会长兼秘书长，邀请著名伤寒学家李克绍教授，来聊城讲学后，我陪同李克绍老师游览景阳冈，我俩在"景阳冈"碑旁的合影，至今保留完好，弥足珍贵。

第三次就是 2022 年 9 月 15 日（农历八月二十），星期四上午，乘专车去礼赞景阳冈，再次在碑前留影。又经多次探问找到了那个有神秘色彩、多种神话传说的老潭坑。

老潭坑以其水深、千百年不干而闻名。据说老潭坑是因黄河发大水，护河金堤中早就埋伏的斩龙剑，没有能射杀水妖，金堤被冲破后，被妖水冲刷而成。至今这里还流传着秦始皇跑马修金堤的传说。

水深不干，水中龟鳖，年久成精，在晨昏的烟雨缥缈中常常出现一些幻象，被当地群众说成神话故事，一代又一代流传下来。想起这些，站在潭坑边，还有点让人毛骨悚然！

景阳冈永存！

老潭坑不干！

神话传说，一代传一代，这就是丰富多彩的中华传统文化吧。

2022 年 9 月 19 日（农历八月二十四）

（谷韵飞整理）

冰糕与火盆

20 世纪 80 年代末，我们到辽宁、吉林考察医院改革。医院一位护士的姑父，那时是原沈阳军区司令员，招待我们就住在帅府（张作霖、张学良的办公处）。

到吉林后住在松花江大桥北边河东岸的江城宾馆。

那时刚进入初冬，在东北已经开始下雪了。天气虽然很冷，但在街道上，却看到了这样的景象：在街道路口路边上，有人用自行车或三轮车推着冰糕箱在卖冰糕，天上飘着稀疏的小雪花，还不时地有小青年在买冰糕。冰糕虽然没吃到我嘴里，但肚子里面已经有些凉了，这就叫"杞人忧天"吧。

后来到广东，夏天热的汗流浃背，可在临街的商店里却放着点着火的火盆，问老板，回答说："吸潮，防潮。"

静心一想：中医的阴阳学说，还真是有普遍性，阴中有阳，阳中有阴，阳极反阴，阴极反阳。

东北天冷，人的皮肤致密，毛孔关闭，易生内热，故冬天吃冰糕。

南方天热，人的皮肤疏松，阳气易于发散，易生寒中，反喜吃辛辣，夏天也要在市里加一盆火。

见怪不怪，哲理也！

2022 年 9 月 23 日（农历八月二十八）

（谷韵飞整理）

从圣彼得堡到莫斯科

2015 年 3 月随旅行团去俄罗斯。飞机从济南起飞，经广州，先到达圣彼得堡，是下午傍晚时分。

这个机场，与国内机场一比，显得简陋多了。第二天游览圣彼得堡的老城区，导游介绍：这座俄罗斯的第二大城市，是当年沙皇俄国的彼得大帝亲自设计，亲自督导的。至今还有当年彼得大帝督建时的指挥部遗址，我们也去看了这个小院。圣彼得堡的古城楼房，以石材为主，为了防寒，墙壁厚一米半，街道皆

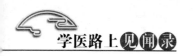

以大石板铺路，道路宽阔，至今车辆增加数倍，但仍不显拥挤。可见当年彼得大帝的眼光远大。城区内有多条河流穿过，俄罗斯的海军司令部，仍设在圣彼得堡，而没有迁往莫斯科。

在圣彼得堡政府所在地的一处不大的广场上，耸立着唯一的一座列宁的全身铜像。从圣彼得堡去莫斯科没坐飞机，选择了坐火车，是为了更好地观赏俄罗斯的地貌。这一段路所经过的地段，应该是俄罗斯比较发达的地区了，但给人的感觉仍然是人烟稀少。火车进入莫斯科东部的郊区，这里是望不到边的疏密不同的白桦树林、沼泽地带。白桦树林中，不时闪现出星罗棋布的大小不同的小别墅，此情此景，让我情不自禁地低声哼起那首几乎尽人皆知的小夜曲《莫斯科郊外的晚上》。

在莫斯科市区游览五天，见闻不少，又到莫斯科郊区的"夏宫"游览，"夏宫"的北面有一条不很长的渠道通往波罗的海，我在渠道岸边行走时，见有几只黑白毛相间的乌鸦在岸边的草地上的觅食。

在中国有一句俗语"天下老鸹一般黑"，在这里却见到了杂有白羽毛的乌鸦。在中国，乌鸦被视作"凶"鸟，而在俄罗斯却被看作"吉祥鸟"，所以俄罗斯人都很爱护乌鸦，从不惊扰它。因此，乌鸦也不怕人，我慢慢靠近乌鸦，离的只有1米远，它也不惊飞。

真是天下之大，无奇不有，物种有差异，观念有差异，时间长了，习以为常了，异亦不以异。

2022 年 9 月 23 日（农历八月二十八）

（谷韵飞整理）

新、马、泰之旅

前几年，国人出国旅游常首选新、马、泰这条路线。或许是因为东南亚的几个国家与中国距离比较近，华人比较多，风土人情有不少共通之处吧。我也随波逐流，2014年初夏踏上了前往新、马、泰的旅程。

新、马、泰成了顺口溜，实际行程却是泰、马、新。

人们一说起泰国就想到泰国的"人妖"，我到泰国"人妖"并没留下多少印象，但泰国保留较多的古老寺院是值得一游的。这些几百年的寺院，有的已很破旧，没人居住，但那种沧桑之感，动人心灵，至今难忘。我们在一条宽阔的、但给人以荒凉感觉的河上航行，岸边时有古寺院闪现，显现出泰国的独特传统文化。

马来西亚给人的印象是守法、条理、有序。这里盛产胡椒，对中国的出口量是巨大的，只是那两年出了两次航空事故，在从马来西亚前往新加坡是选择坐飞机还是坐汽车，我们都选择了坐汽车。

新加坡，华人占多数，从语言到生活习俗、饮食、店面招牌文字等，给人以宾至如归之感。新加坡社会秩序非常安定，即便是晚上，你可以随意到处出玩，不用担心安全问题。

在新加坡，我们参观了前总理李文耀的故居和新加坡的狮头鱼尾喷水景观，那是游人最集中的地方，人们纷纷以喷水入口为背景，拍照留下难忘一刻。

2022年9月27日（农历九月初二）

（谷韵飞整理）

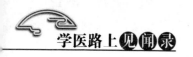
福建土楼与鼓浪屿

鼓浪屿，弹丸小岛，却名闻天下，岛上大都是 20 世纪 30 年代的红砖建筑，各国的公使馆比上海还多。

建馆时互相攀比，一国更比一国强，所以鼓浪屿的建筑各显其特点，体现出各国不同的风格，现在这些建筑都成了国家保护的历史文物，不准随便变动。

鼓浪屿岛小人多，街道狭窄，只允许有一辆警车处理公务，别的只能用三轮车运送东西。

大约 2018 年冬，我们在岛上度过一个春节，住在曾任阳谷一中音乐课的林老师的文物级楼房里。小岛与厦门之间的海面只有几百米，但国家不允许建桥，一直靠渡船保持着岛的风貌，也便于控制上岛的人数。

在岛上生活、工作的人，往来两岸，有特殊牌照和通道，与游人加以区分，是有一定道理的。

我们参加旅游团，从鼓浪屿出发去参观福建永定县（现永定区）的土楼。

福建土楼非常独特，在世界上是独一无二的了。20 世纪 70 年代曾被美国的间谍侦察机从两万多米的空中侦察到，误以为是中国的导弹发射井，成为世界笑语。

土楼建筑独特、奇巧、实用、牢固，虽历经几百年，仍然保存完好。我们在土楼里爬上爬下，仔细观察，觉得非常神奇。居住在这里的人家，生活得有条有理，有滋有味，悠然自得。这是中国人创造的建筑史上的一大奇迹，应引以为豪。

2022 年 9 月 27 日（农历九月初二）

（谷韵飞整理）

广西的山，贵州的"监"

2018 年秋，一位同学的亲属在深圳某医院住院，病情危重，西药遍用，不见好转。请我会诊后，病情明显好转，数日后出院。

这位同学派了一辆车，让我们随便去转转玩玩。后来我们在广西的十万大山里穿行。广西的山有个特点，远远望去，都似农民常吃的窝窝头。据说，还有个神话故事：一位仙女，给在干活的丈夫送饭吃，路上不小心被地上的树枝绊倒了，筐里的窝窝头撒了一地，就形成了广西的大山。

这里山清水秀，空气清爽。我们还去了中国有名的长寿之乡——巴马。一样的青山绿水，人烟稀少，只是这里出名后，投资的突然增多，新建的楼房有点凌乱，与自然环境显得失调。

后来我们的车开到了广西盛产甘蔗的地方。突然间，道路两旁，烟雾浓重。我们赶紧把车窗关严。原来是农民在甘蔗地里烧甘蔗的根。司机说："烧了地表面上的，下一茬的甘蔗才能长得好。"当地政府有规定，只允许这几天烧，别的时间不行，也是为了保护环境。

汽车进入贵州省，在一条路上看见横跨路上面的一块牌子，上写"国民党息烽集中营"，一下子让我想起《红岩》上写的革命英雄、地下党党员华子良。真实人物是我的二舅，叫韩子栋。我母亲在世时，常常谈起他。我二哥那里还保留着他与二舅两人之间的往来书信等资料。

我们把车开进去。这个监狱还保留着原貌，每间牢房的门上，还写着当年关押过的《红岩》上革命者的名字，还有一间关押过梁漱溟的牢房，地面上铺着一张有一指厚的草苦子，那就是对他的照顾了。

在纪念管的展厅里，有二舅韩子栋出狱后的一些照片，我都做了拍照并合影留念。

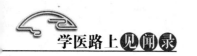

中国共产党人，当年艰苦卓绝的奋斗历程，在这里可见一斑。

2022 年 10 月 14 日（农历九月十九）

（谷韵飞整理）

三亚的老鼠在树上跳，柬埔寨的鸡缺少毛

大约是 2017 年的春节，是在海南岛三亚市友人的一处闲置别墅里度过的。旁边就是三亚河，两边树木繁茂，高大挺拔。

一天，我在院中观赏蓝天白云，忽然看见大树的树枝间有什么东西跳来跳去，是一只瘦老鼠，瘦得皮包着骨头。怪！老鼠怎么能在树枝上跳跃呢？再细看，不是老鼠，是小松鼠。可是小松鼠都是毛发蓬松，拖着毛茸茸的大尾巴，噢，明白了，这里天气热，四季如夏，小松鼠为了散热，毛都退掉了，乍一看，像老鼠一样。

物竞天择，适者生存，不适者灭亡，这就是天道。

记得前几年在深圳过完春节，在电视上看到介绍柬埔寨吴哥窟的报道，兴趣所趋，第二天就飞往柬埔寨，参观人类历史上的一大奇迹——吴哥窟。

柬埔寨的气候也是四季如夏，除了神奇的古建筑给人留下难忘的印象外，还有一景象引发感慨，只见田野里的耕牛，毛发短而稀少，给人以瘦骨嶙峋的感觉。田埂上在觅食的鸡，也形如光腚鸡，和拔了毛一样，这都是炎热的杰作吧？

那时柬埔寨还处于经济欠发达的时期，如同中国 20 世纪 70 年代的水平。相信现在一定跟上来了吧！

2022 年 10 月 14 日（农历九月十九）

（谷韵飞整理）

在东方之珠的同学家中

香港被誉为东方之珠。到香港去过三次，只有一次，时间比较宽裕，在一位同班同学王家喜的陪同下，步行逛了香港的几处名街，又到其家中一聊。

都说香港人一般不会把客人领到家中，因为大都居住面积不大，在家招待客人不方便。因为是同班老同学，亲密无间，方便不方便，也就无所谓了。

老同学的家中，面积也是不大，但布置的精巧适宜。漂亮的工艺品映衬着簇簇鲜花，客厅不大，但让人感到舒适。

离开香港后，又去澳门参观了几处景点，也别有特色。澳门的面积小，街道窄，但不会堵车，这得益于都是单行线。

从澳门到珠海是另一位同学陪同的，因为珠海有这位同学投资的工厂。从珠海到深圳，为了方便，坐的是出租车，这位同学的家，就安在深圳。

在深圳，给这位同学的退休老领导看了病，并指导他如何在吃、住、行上养生保健。

这次港、澳、珠、深之行丰富多彩，留下了深刻印象。

2022 年 10 月 14 日（农历九月十九）

（谷韵飞整理）

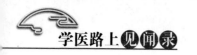

台湾阳明山上的巨柏

我们曾去台湾旅游过一次，从高雄到台北，泛舟日月潭，又登阳明山。在阳明山深处的原始森林里，还保留着几棵特大的柏树。导游说：日本人占领台湾期间，大肆掠夺台湾的自然资源，大量砍伐原始森林，在山上修建小火车道，以便运送砍下的大树。日本人砍到这里的大树时，见树的锯口处流出红色液体，吓得不敢再砍了。这几棵特大的柏树，就这样被保留下来。

我肃然站立，仰头望着高耸入云的巨柏，引起无限遐想：祖国山河，宝岛上的一草一木，不容外人欺负！

祖国必须强大！

祖国已经强大！

祖国还要更强大！

从台湾本岛，渡海到了金门岛。这里是国民党弃守之地。岛上有蒋经国的展览馆，大片的山坡湿地里，斜插着大量的水泥杆子，据说是防范解放军的直升飞机着陆用的。

从金门坐船到厦门只用了 25 分钟，祖国的宝岛，紧密相连！台湾回归日，定再重游！

2022 年 10 月 16 日（农历九月二十一）

（谷韵飞整理）

长白山的五味子大树

前几年的一个夏末秋初，我随同一位友人，从吉林的长白山天池下来，又进入长白山原始森林，脚下躺倒的一棵棵几抱粗的大树是前几年的一场飓风吹倒的。我疑问："怎么不把刮倒了的大树拉出去？"同行者说"拉出去的人工费比大树还要值钱。"一会儿，又顺着长白山大峡谷行走，山势峥嵘，下面的峡谷中，水流湍急，激起如雪的浪花。一只小松鼠，在松树下，抱着松枝啃松子，离人只有1米远了，也不跑走，给人以充分的信任。

在一个山路的拐弯处，一棵有两抱粗的五味子树，屹立在树丛中。树冠上结满了五味子，有的开始变成暗红色，我踮起脚尖，勉强摘下一束，试着尝了一颗，酸、甜、苦、辣，真是名副其实。我没有照镜子，我想当时脸上的表情也一定是五样俱全了吧。

五味子为临床常用药，收敛肺气、止咳化痰，是伤寒名方小青龙汤中的主药之一。

吉林省长白山产的五味子，又称北五味，是道地药材，性味俱全，疗效独特。

2022年10月16日（农历九月二十一）

（谷韵飞整理）

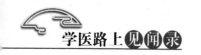
中医药古用具

在中医药发展的历史长河中，不但总结、积累了大量的文字资料，形成了汗牛充栋的中医古籍，还遗留下很多中医看病使用的医疗用具，药物加工用的器械等。

这些古代医药用具，随着时代的变迁，有的早已弃用，能保留下来的越来越少。有些古用具，当代人不知其为何物，只见诸史料记载或传说。

能把这些踏破铁鞋无觅处，偶尔侥幸碰到的医药用具收留起来，已实属不易。

20世纪80年代后，旧货市场最早在北京潘家园兴起。后在各地也发展起来。业余时间，抽暇去逛逛这些市场，偶有所得，颇感愉悦，也有益于身心健康。

今将所收集的部分小物件介绍一下，请行家校正。

中医药古用具（来源于20世纪80年代末以40元购于聊城古玩市场门市部）

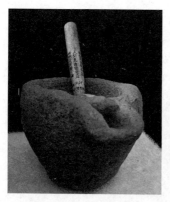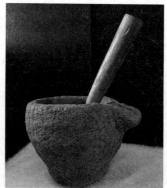

捣药石器

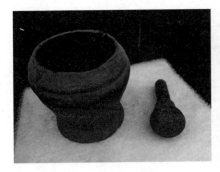 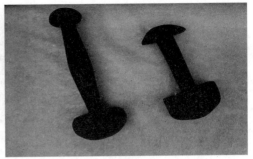

研药器　　　　　　　　　　木质按摩器，摩擦按摩铲，俗名剜心铲

戥子：秤杆有各种材质，常见的有红木、紫檀木、象牙、象骨，秤锤、秤盘多为铜质，戥子盒，造型不一，多为琵琶形，材质有红木、柴木。

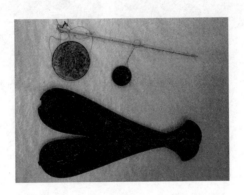

戥子

药碾子：大小、材质多种多样，铁质较多，铜质、石质的略少，瓷质、木质亦有，银质罕见。

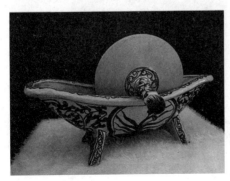 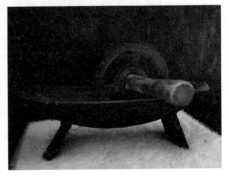

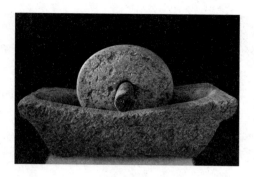

药碾子

捣药桶：铁质、铜质最多，石质、木质亦有，银质罕见。

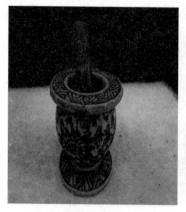

瓷质捣药桶

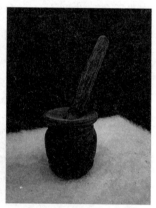

木质捣药桶

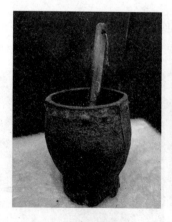

铁质捣药桶

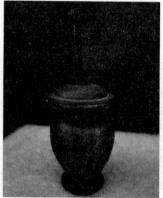

铜质捣药桶

脉枕：材质、形状多种多样，颜色各异，是在中医药古用具中，最丰富多彩的一类。常见的有瓷质、木质、石质。

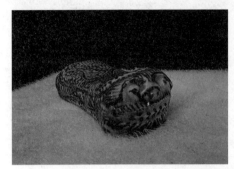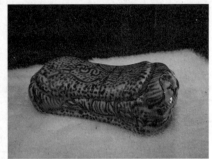

瓷质脉枕

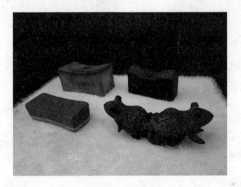

木质、石质脉枕

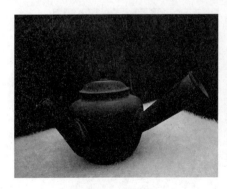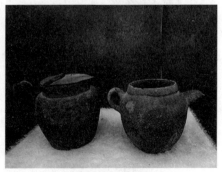

煎药器——砂锅　　　　　　　　治疗用古用具

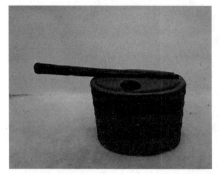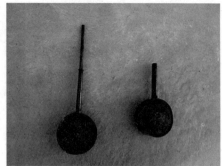

喉科——铜药鼓

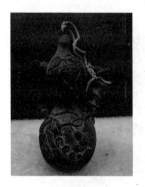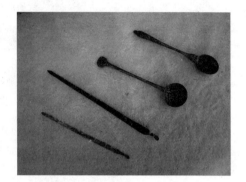

铜药壶　　　　　　　　　　　　药匙

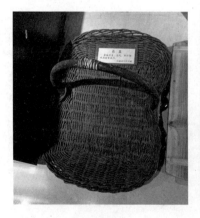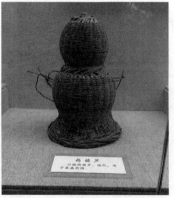

药篮　　　　　　　　　　　　药葫芦

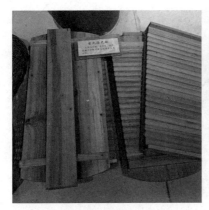
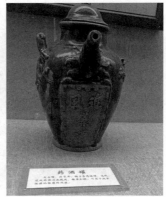

搓丸板　　　　　　　　　　　药酒罐

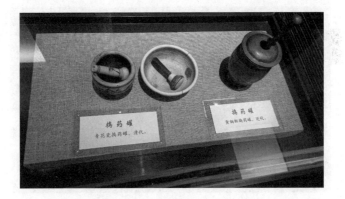

捣药罐

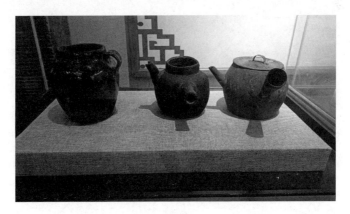

煎药器

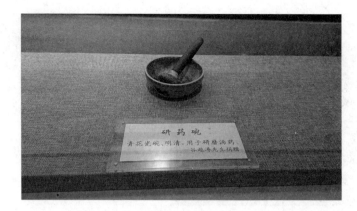

研药碗

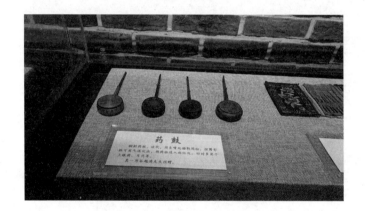

药鼓

2022 年 10 月 19 日（农历九月二十四）

（谷韵飞整理）

第五章

学术传承

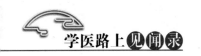

谷越涛学术论文

《内经》脉学的时间诊法探要

脉学理论和时间医学理论都是中医学的重要组成部分，《内经》中的脉学理论无处不深深打上了时间医学的烙印，无论是生理脉象（平脉），还是病理脉象（病脉），都必须以时间节律为法度，才能进行精当的描述和诊断，认识《内经》脉学中的时间诊法，对提高诊治水平大有裨益。

一、平脉的时间节律

1. 时刻节律　《内经》以正常人的呼吸节律计算脉率，《素问·平人气象论》曰："人一呼，脉再动。一吸，脉再动。呼吸定息，脉五动，闰以太息，命曰平人。"《灵枢·根结》曰："五十动而不一代者，五脏皆受气……以为常也。"所以，通过呼吸次数计算脉动数，就可以推断某一时刻脏腑气血的盛衰情况，从而进一步还能推算出一天之中经脉气血依时运行的情况。《灵枢·五十营》曰："人一呼脉再动，气行三寸，一吸脉亦再动，气行三寸，呼吸定息，气行六寸；十息，气行六尺，日行二分。二百七十息，气行十六丈二尺，气行交通于中，一周于身，下水二刻，日行二十五分……一万三千五百息，气行五十营于身，下水百刻，日行二十八宿，漏水皆尽脉终矣。"再根据十二经脉在人体的循行次序，十二经分值十二时辰，就得到《素问·至真要大论》所说的脉象节律："厥阴之至，其脉弦……少阳之至，大而浮；阳明之至，短而涩；太阳之至，大而长。"可见，脉象随时辰的变化而变化。在诊脉时，也应选择适当的时间，尽量减小时间变化对脉象的影响，才能更真实地探知人体气血的盛衰变化。所以，"诊法常以平旦，阴气未动，阳气未散，饮食未进，经脉未盛，络脉调匀，气血未乱，故乃可诊有过之脉"（《素问·脉要精微论》）。

2. 昼夜节律 人体气血循行于脉中，昼夜之间有其固定的规律。昼行于阳而夜行于阴，阴阳各得其半。《灵枢·卫气行》曰："卫气之行，一日一夜五十周于身，昼日行于阳二十五周，夜行于阴二十五周。"根据每昼夜气血运行情况在脉象上的反映，还能测知脏腑气血的盛衰，"一日一夜五十营……所谓五十营者，五脏皆受气，持其脉口，数其至也"。（《灵枢·根结》）另外，人体阳气昼向外而夜向内，昼夜间的脉象也表现出相应的浮沉改变，这也是脉象的昼夜节律之一。

3. 月节律 《内经》中"天人相应"的观点认为，一月之中天气的阴晴、月的盈缺对人体气血产生的影响，必然反映到脉象上。《素问·八正神明论》曰："天温日明，则人血淖液，而卫气浮，故血易泻，气易行；天寒日阴，则人血凝泣，而卫气沉。月始生，则血气始精；月郭满，则血气实，肌肉坚；月郭空，则肌肉减，经络虚，卫气去，形独居。是以因天时而调血气也。"在诊脉时，"先知日之寒温，月之虚盛"才能"候气之浮沉"。可见脉象的月节律亦不可忽视。

4. 季节律 《素问·脉要精微论》曰："四变之动，脉与之上下，以春应中规，夏应中距，秋应中衡，冬应中权。"因此，四季气血变化反映在脉象上就是"春日浮，如鱼之游在波；夏日在肤，泛泛乎万物有余；秋日下肤，蛰虫将去；冬日在骨，蛰虫周密，君子居室"（《素问·脉要精微论》）以及"春脉如弦……夏脉如钩……秋日如浮……冬脉如营"（《素问·玉机真藏论》）。四季阴阳的盛衰在脉象上也有相应的反映，"春夏人迎微大，秋冬寸口微大"（《灵枢·禁服》）。另外，脉象以有胃气为顺，胃气寄旺于四季，随季节的不同在脉象上表现出相应的"春胃微弦……夏胃微钩……长夏胃微软弱……秋胃微毛……冬胃微石"（《素问·平人气象论》）。这些都反映了脉象随季节变化而变化的季节规律性。

二、病脉的时间诊法

1. 以息断病 医者平息调气，以常人的呼吸节律诊患者的脉率来推断疾病，

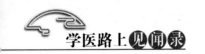

《素问·平人气象论》曰："人一呼，脉一动，一吸，脉一动，曰少气。人一呼，脉三动，一吸脉三动……曰病温……曰病风……曰痹。"进而考察脉律是否规则，若"四十动一代者，一脏无气。三十动一代者，二脏无气。二十动一代者，三脏无气。十动一代者，四脏无气。不满十动一代者，五脏无气"（《灵枢·根结》）。如果出现乍数乍疏的脉象，就应预测死期。可见，脏腑功能的病变能表现为脉率和脉律的不规律改变。

2. 据四时判顺逆　通过四时脉象的变动判断疾病的顺与逆、治与不治。首先，四时脉象宜藏不宜露。《素问·平人气象论》曰："脉得四时之顺，曰病无它。脉反四时，及不间藏，曰难已。"又曰："脉有逆从，四时未有藏形，春夏而脉瘦，秋冬而脉浮大，命曰逆四时也。"其次，脉象以胃气为本。"藏气者，不能自致于手太阴，必因于胃气，乃至于手太阴也，故五藏各以其时，自为而至于手太阴也。"（《素问·玉机真藏论》）胃气不败，是顺而易治，反之，逆而不治。即《素问·玉机真藏论》所言："脉弱以滑，是有胃气，命曰易治，取之以时。"最后，四时脉象应各得其时，"脉从四时，谓之可治……脉逆四时，为不可治。"即《素问·宣明五气》曰："春得秋脉，夏得冬脉，长夏得春脉，秋得夏脉，冬得长夏脉……不治。"

3. 死亡预判　其一，以息判死生。脏腑功能的衰竭必然反映到脉象上，表现为节律变化。《素问·平人气象论》曰："人一呼，脉四动以上，曰死。脉绝不至，曰死。乍疏乍数，曰死。"可见，以息测脉，可以推断患者的死生。

其二，以时测死期。《素问·三部九候论》曰："九候之脉，皆沉细悬绝者为阴，主冬，故以夜半死；盛躁喘数者为阳，主夏，故以日中死……其脉乍疏乍数，乍迟乍急者，日乘四季死。"《素问·平人气象论》则根据时辰的脏腑分属及五行生克理论，推出"肝见庚辛死，心见壬癸死，脾见甲乙死，肺见丙丁死，肾见戊己死"。对临床预测死期有重要指导意义。

其三，以四季测死期。脉象与四季阴阳之变相应，仔细诊察四季脉象的微妙变化也能预测死期。《素问·脉要精微论》曰："冬至四十五日，阳气微上，阴气微下；夏至四十五日，阴气微上，阳气微下。阴阳有时，与脉为期，期而相失，知脉所分，分之有期，故知死时。"《素问·平人气象论》认为，脉无胃气如人不食水谷，春脉但弦无胃、夏脉但钩无胃、长夏脉但代无胃、秋脉但毛无胃、冬脉但石无胃都是死脉。《素问·大奇论》更依据气血循行及五行生克理论，对以 17 种病脉为表现的疾病在各季节的死期做了预测。

综上所述，时间是脉诊的要素之一，脉象理论与时间医学理论密不可分，并以时间为法度，《内经》脉诊中的时间医学观体现了中医学"天人相应"的思想，因此可以说"脉象法时"。

（谷越涛，谷万里，隋登明，等.《中医函授通讯》1996 年）

从气血理论谈医易相关

《周易》是中国最古老的经典，也是中医学的源头活水，孙思邈有"不知易不足以言太医"之说。《周易》对中医理论有深刻影响，而气血理论是中医基础理论的重要组成部分。因此，《周易》必然对中医气血理论有着深刻的影响。

一、《周易》与"气""血"的关系

对于"气"和"血"的关系，《内经》受《周易》卦象"天行健，君子以自强不息""地势坤，君子以厚德载物"的影响，提出了"阴阳者，天地之道也""阴阳者，血气之男女也"（《素问·阴阳应象大论》），以天地阴阳划分气血属性。天行健，故气行血，则周流不息；地势坤，故血载气，则气有所守。因此，《血证论·吐血》中说："气为血之帅，血随之而运行；血为气之守，气得之而静谧。"气和血之间必须保持动态平衡，《读医随笔·气能生血血能藏气》说："气亢则血耗，血少由气散，相辅而行，不可偏也。"否则就会"亢龙有悔""气结则血凝，气虚则血脱，气迫则血走"。但是，在治疗疾病时"气"和"血"以谁为主，历代医家又有不同的主张。

其一，《周易》以乾卦为首，说明了重乾、重阳的思想。气属阳，血属阴，

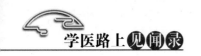

以气为主，而且气能生血。正如《医学真传·气血》所言："气为主，血为辅；气为重，血为轻。故血有不足可以渐生，若气不立即死矣。"气充盈全身，无处不在，为人身之本又主司卫外，无论外感内伤之疾，每多先伤于气，再伤及血。《类证治裁·郁证》认为："七情内起之郁，始而伤气，继必伤血。"至于邪从外感，更先伤人卫气。因此，在确立治则和选方用药时应仔细辨察并有所侧重。

其二，受《周易》"损刚益柔""损益盈虚"以及"损极反益，盈极反损"等思想的影响，有的医家提出在维持气血阴阳的平衡方面，应重视抑阳益阴，如著名医家朱丹溪提出"阳常有余，阴常不足"的论点，认为："天之阳气为气，地之阴气为血，故气常有余，血常不足。"成为养阴论的代表人物，对后世产生了较大影响。

二、《周易》与气血平衡运动理论

中国古代思想家很早就通过"仰观俯察"，认识到万物之间的平衡运动。如《周易·丰象辞》说："日中则昃，月盈则食，天地盈虚，与时消息，而况于人乎？"又说："损益盈虚，与时偕行。"《内经》受此影响，认为这种衡动现象不仅存在于自然环境中，也表现在人体气血运行之中，并作了精辟的论述："夫人之常数，太阳常多血少气，少阳常少血多气，阳明常多气多血，少阴常少血多气，厥阴常多血少气，太阴常多气少血，此天之常数。"（《素问·血气形志》）进一步提出人体气血的消长与日月变化同步的时间衡动规律，《素问·八正神明论》对此作了深入阐述："是故天温日明，则人血淖泽，而卫气浮，故血易泻，气易行；天寒日阴，则人血凝泣，而卫气沉。月始生，则血气始精，卫气始行；月郭满，则血气实，肌肉坚；月郭空，则肌肉减，经络虚，卫气去，形独居。"并据此提出了"因天时而调血气也"的治疗原则。

三、《周易》与气血循环运动理论

天道循环，《周易·泰卦》说："无平不破，无往不复。"反映了天道的循环往复。这种循环不息的思想，对气血循环运动理论有较大影响。

以脏腑而言,心主血,脾统血,肝藏血,肺主气,肾生精而精可化生气和血。这样,以心肾为升降之根本。脾胃为升降之枢纽,肝肺为升降之翼佐,共同组成了气血升降的圆运动,循环不息,若循环运动的某一环节发生故障,就表现为疾病状态,经辨证确定何脏腑为病,即可针对病机,或交通心肾,或调理脾胃,或平肝肃肺,以脏腑气血和顺为期。

从经络而言,无论十二经或奇经八脉都首尾相贯,气血昼夜行五十周而复大会。脏腑气血循环的正常进行也要借助于经络的畅通,气血在经络中循环往复,以通为贵,否则就会出现《素问·举痛论》所说的"经脉流行不止,环周不休,寒气入经而稽迟,泣而不行,客于脉外则血少。客于脉中则气不通,故卒然而痛"。如果循环受阻,则百病丛生,这时仍当遵循易理,着重通行经络,以治其本。因此,《素问·调经论》说:"五脏之道,皆出于经隧,以行血气,血气不和,百病乃变化而生,是故守经隧焉。"

四、《周易》与脏腑气血理论

中医学认为肾为先天之本,脾为后天之本。"先天""后天"这两个概念最早见于《乾·文言》,在《素问·气交变大论》中也有"太过者先天,不及者后天"的论述。及至宋代,《周易》的研究偏重于象数,邵雍在周敦颐理学观点的基础上,制定了先天图,并被朱熹收入《周易本义》,制成伏羲先天八卦方位图,而将文王八卦方位图称为后天八卦方位图。张介宾接受邵雍、朱熹等的理学思想,引入"先天""后天"的概念,他说:"先天者,真一之气,气化于虚,因气化形,此气自虚无中来;后天者,血气之气,气化于谷,因形化气,此气自调摄中来。"(《类经·摄生类》)

这里,心肾是气血升降的根本,心肾相交即水火既济。《类经·摄生类》中载:"坎为月为水,在人为肾,肾藏精,精中有正阳之气,炎升于上;离为火为日,在人为心,心藏血,血中有真一之液,流降于下。此言坎离之交构也。"以坎卦中一阳象肾中阳气,以离卦中一阴象心中血液,提出肾阳炎上,心血流下的坎离交构观,开以卦爻之象论心肾关系的先河。血生于心火而藏于肝,气

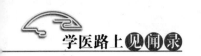

生于肾水而上主于肺。气血的上下运行不但源于脾之生化，还赖于脾为之枢纽。是故《血证论》认为先天与后天的关系是"水火二脏，皆系先天。人之初始，以先天生后天；人之既育，以后天生先天，故水火两脏，全赖于脾"。

综上所述，《周易》对中医气血理论产生了多方面的深刻影响，对中医理论的形成和发展起着重要的指导作用。《周易》强调人与自然和谐统一、天人合一的思想也正是中医理论所强调的。这种整体性思想与现代系统科学理论有相通之处，值得进一步深入研究。

（谷越涛，王桂枝，张梅红，等.《国医论坛》1995 年）

甘温除大热及其临床应用

甘温除大热理论为金元医家李东垣所创立。笔者临证应用薄有体会，仅将一得之见，聊述于下。

一、甘温除大热的机制

发热是一临床常见证候，原因可分外感和内伤两类。外感有风寒暑湿燥火之不同；内伤有阴虚、血虚、阳虚、气虚、气血阴阳两虚以及瘀血、痰阻、积滞之异。根据"必伏其所主，而先其所因"的精神，区别发热致病的原因进行辨证论治，就会取得较好疗效。甘温除大热主要针对气虚发热而用。

气属阳，气虚则阳亦虚，本应恶寒，何以发热？《素问·生气通天论》曰："阳气者，若天与日，失其所，则折寿而不彰。故天运当以日光明，是故阳因而上，卫外者也。"又曰："阳气者，精则养神，柔则养筋。"即此概见，阳气布于人体、其功用如同日升中天，阳光普照，提供阳热，内而温煦脏腑，外而温养肌腠皮毛。正常情况下，气因维持上述生理活动而被不断消耗，同时又源源化生得以补充，两者常能保持相对平衡；反之，饥饱劳逸失度，气或因过量消耗或化生不足而虚，既虚之气欲竭力维持上述生理所需，不得不处于一种亢奋状态。《内经》"劳则气耗""阳气者，烦劳则张"就是上述机制的概括。气之亢奋外现于临床证候则为发热。

气虚发热之机制如上所述，其临床所见，有低热，也有高热。有的患者自觉发热，但他人扪之却感热势不甚；有的患者自觉发热不明显，但查体温却有升高。此外，气虚发热病程较长，患者对发热较能耐受，并伴有种种气虚证候。

气虚发热的机制是气因虚而弛张外浮，其病因又多是劳逸失度、过劳气耗。治疗气虚发热证应遵"损者益之""劳者温之"的原则。是故李东垣云"苟误认作外感有余之证而反泻之，则虚其虚也"，唯当"以甘温之剂，补其中，升其阳"最为合拍。可见甘温除大热，论其治则乃用温治热，自属"甚者从之"的反治法。

二、甘温除大热的临床应用

气虚发热证临床常见，兹就笔者诊治案例，略举一二。

案例一：刘某某，女，8个月。患儿发热不退已20天，体温每日波动在38.5～39.5℃，有时可达到40℃以上。血象偏高，胸透未见异常。曾用中西药治疗无效。用西药后体温反而升高。适余路经济南，患儿正在某医院住院，探视时粗知上述情况后，嘱予小柴胡汤治疗。药进二剂，体温依然不降。遂仔细检查患儿；体温虽高，但面色略显㿠白，无红赤灼热之象，饮食少进，口渴不明显，口唇不显赤绛，口舌有数处糜烂斑点，舌质略淡，苔薄少而润，大便稀溏而频，日3～4次，便后似有下坠之感，小便清，脉细数略弱，指纹淡红。据其脉症，认为体温虽高，却不属实热，当是气虚发热。拟用补中益气汤加味治疗。

处方：生黄芪12g，白术、陈皮、柴胡、党参、当归、黄芩各6g，升麻2g，桔梗4g，炙甘草3g。水煎，日服一剂。上方煎取浓汁约150ml，分二次服下，一剂见效，翌日体温再未超过38℃。

再进二剂，体温恢复正常，诸症悉除。数天后又罹感冒，考虑患儿气虚之体，易于外感，故仍予上方，感冒亦愈。

案例二：付某某，男，17岁，1979年10月2日初诊。患者因感冒发热，

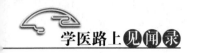

在地区某医院诊治，经用多种抗菌药物、柴胡注射液、大青叶注射液及抗疟治疗，仍高热不退，体温波动在 39 ~ 41℃。患者头晕，自感身热，微汗，有时恶寒，热重时鼻略塞，口微干，舌质红，苔薄微黄，脉浮细数。病虽八九天，但其热仍在卫分，故予银翘散合桑菊饮加减 3 剂，水煎服。药进二剂，体温即恢复正常，症状已不明显，再与上方二剂以清透余热。

10 月 6 日患者体温又升高，查患者面色萎黄，精神不振，略感头晕，无明显冷热感，无汗，无鼻塞，舌质红已退，苔亦不黄，脉细数而弱。据其脉证，患者体温虽复升，但证已由实转虚，此属病久气虚所致，亦当用甘温益气法主之。

处方：生黄芪 15g，党参 10g，升麻 6g，当归 8g，白术 8g，陈皮 6g，炙甘草 6g，柴胡 10g。水煎，日服一剂。

两天后复诊：患者体温下降，精神好转。因舌面少苔，阴虚之象显露，上方加玉竹、白薇，再服两剂。复诊时体温恢复正常，自觉症状已不明显，因食欲稍差，给予调补脾胃以善后。

（谷越涛，王桂枝.《湖北中医杂志》1983 年）

蒿芩清胆汤内科临床应用

蒿芩清胆汤出自《重订通俗伤寒论》，功能清胆利湿、和胃化痰，主治湿热内蕴三焦、枢机失和之证，笔者用其治疗内科杂病，多获良效。

一、病毒性心肌炎

岳某，男，25 岁。1995 年 4 月 22 日诊。70 天前因受凉而致发热、恶寒、心慌，在当地医院治疗，热退后仍感心慌，且胸闷憋气，呈阵发性加重，心电图提示心肌炎。到省某医院确诊为病毒性心肌炎，住院治疗 40 天，效不显，遂出院回本地治 30 天，症仍未减。刻下：胸憋闷，阵发心慌，劳累后加重，伴口干黏而不欲饮水，胃脘满胀，不思饮食，进食则脘胀、恶心、心慌、胸闷加重，身热、汗出，小便色黄。舌苔白厚腻，根部苔微黄，脉迟缓。辨证为外感湿热未尽，内蕴三焦。治当清透三焦湿热，方用蒿芩清胆汤：青蒿、黄芩各15g，半夏、陈皮、枳实、竹茹各10g，茯苓、滑石各20g，青黛2g，甘草6g。水煎分3次服，每日1剂。同时停所服西药。3日后复诊，胸脘闷大减，心慌偶作，热退汗止，食欲增，小便不黄，舌苔白腻、脉缓。予上方加白术10g以助健脾散湿之功，继服5剂。三诊时症状均除，心电图已正常。嘱其继服3剂后停药，此后未复发。

二、神经性呕吐

楚某，女，50岁。1997年6月28日就诊。半年前感冒发热，在当地医院服解热药并静脉滴注抗生素治疗，热退后因情志不畅出现胃脘灼热，纳差，食后脘胀、恶心、呕吐，将食物吐完则胃脘胀满消失，日久身体渐消瘦。伴心烦易怒，口咽干黏，头晕沉，小便色黄。舌苔淡黄厚腻，脉濡缓。理化检查均未见异常。证属三焦湿热，蕴结中焦。治则清透三焦，燥湿和胃。方选蒿芩清胆汤加味：青蒿15g，黄芩、半夏、苍术各12g，枳实、陈皮、竹茹、栀子各10g，茯苓、滑石各20g，青黛1g，甘草8g。水煎服，日1剂。6日后复诊，胃脘灼热大减，呕吐止，纳增，情绪转佳，小便色正常，舌苔白稍腻，脉缓。予上方加生麦芽15g以助运化且能疏肝，服8剂后痊愈。随访半年未复发。

三、泌尿系感染

国某，男，36岁。1994年7月26日就诊。5天前因劳累过度诱发小便频急而痛，尿色赤，可见血丝，小腹胀痛。伴发热，微恶寒，胃脘胀满，纳差，口苦黏，不欲饮水。舌质淡红，苔厚腻微黄，满布舌体，脉濡缓。体温37.8℃，尿常规检查：蛋白（++），红细胞（+++），白细胞少许，脓细胞（++）。诊断为泌尿系感染。以清热泻火、利水通淋之八正散治疗：滑石20g，车前子15g（包煎），瞿麦、扁蓄、栀子各10g，木通、大黄、灯芯草、甘草各6g。水煎服，每日1剂。7月29日复诊，尿急、尿中血丝消失，但小便仍灼热疼痛，小腹坠胀，余症均在。考虑患者除下焦病证外，尚有上、中焦兼症，应属湿热内蕴，下注膀胱的三焦

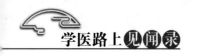

湿热证，故当清透三焦湿热，改用蒿芩清胆汤治疗：青蒿、茯苓各15g，滑石20g，黄芩、枳实、竹茹、陈皮、半夏各10g，青黛2g（冲服），甘草6g。水煎，每日1剂，早、午、晚3次分服。7月31日三诊，述小便灼热疼痛已除，尿色正常，其他症状亦大减。复查尿常规已正常。又予上方2剂善后获愈。

讨论：上述三例病案分别属中医的心悸、呕吐、淋证范畴，虽病位不同，分属上、中、下焦，症状各异，但病机相同，均为湿热内郁、弥漫三焦之证。《难经·三十一难》说："三焦者，气之所始终也。"《素问·灵兰秘典论》也说："三焦者，决渎之官，水道出焉。"三焦主持诸气，通行水道，若三焦气化功能失司，则气机不畅，湿遏热郁，湿热郁于上焦则头晕、口干、口苦；郁于中焦则纳差、脘痞、呕恶；郁于下焦则腹痛、腰痛、尿黄。同时，三焦属少阳，是气机升降出入的枢纽，若湿热蕴结三焦，枢转失司，则见发热、恶寒时作。临床辨证的关键是分析是否有三焦的病症同在，若仅针对其一部而不及其余，往往使湿热留滞，不能尽除，导致缠绵难愈。从例三案中始用八正散治疗不效可见一斑。故治疗抓住其共同的病机，皆以清透三焦湿热的蒿芩清胆汤主治，使湿热得除，气机条达而获佳效。

（谷越涛，谷万里，张梅红.《四川中医》1997年）

激素冲击综合疗法治疗复发性肾病综合征

本组36例患者均符合1985年第二届全国肾脏病学术会议制定的肾病综合征诊断标准。年龄9～38岁。其中复发1次者15例，2次者14例，3次以上者7例。Ⅰ型肾病9例，Ⅱ型肾病27例。患者均常规应用皮质激素，复发诱因为感染、劳累、自停药物等。均有程度不等的水肿、腰痛、库欣综合征，血生化检查异常，尿蛋白定性3+～4+。

治疗方法：地塞米松每日0.5～1mg/kg静脉滴注，4次为一疗程；尿蛋白消失或明显减少后改泼尼松每日1～1.5mg/kg清晨顿服。无效者可间隔1～2

周重复第2疗程，间隔期用泼尼松常规量维持。一般在激素冲击第4天并用环磷酰胺10mg/kg加生理盐水200ml静脉滴注，每2周1次，总量6～8g（儿童3～5g）；复方丹参注射液10～20ml加5%葡萄糖液300ml静脉滴注，每日1次，10次为一疗程，间隔1周重复使用。停用后改用丹参滴丸续服至激素撤完；左旋咪唑25～50mg每日晨起顿服，疗程3个月。另外，配合抗感染、利尿、降压等治疗。

结果：本组治疗4周后完全缓解20例，尿蛋白转阴时间6～28天，血生化正常；8周后完全缓解6例，部分缓解（尿蛋白减轻，血浆白蛋白改善）6例，无效（血生化、尿蛋白均无改善）4例。1年后随访30例，3例复发1次，2例复发2次，又经上述治疗后缓解。

讨论：肾病综合征因长期服用激素易产生耐药性或对激素不敏感，复发后常规治疗往往不显效，考虑可能与免疫复合物在体内不断形成及在肾小球基底膜沉积持续存在有关。应用大剂量皮质激素冲击能有效地清除新的免疫复合物，减少抗体形成，并促进业已形成的免疫复合物裂解，同时作用于免疫性反应的各个阶段，阻击或减轻炎症的发生，减轻肾小球损害，改善肾功能，在一定程度内有效地缩短了激素应用时间。环磷酰胺隔周冲击也能减轻不良反应，增加疗效。左旋咪唑可作用于淋巴细胞，使免疫球蛋白生成增加，并拮抗抑制细胞的活性，调节和增强免疫功能。肾病患者血液多数处在高凝状态，长期使用皮质激素可使高凝状态更趋严重。中药丹参注射液可活血化瘀、抗凝、抗炎，改善肾脏微循环，并能调节代谢免疫，清除氧自由基，对沉积的抗原抗体复合物有促进吸收的作用，缓解激素治疗的高凝状态，有利于肾组织的修复。

（金维良，谷越涛.《山东医药》1997年）

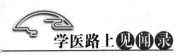

老年急重病症救治四则

笔者前数年在农村基层医院工作期间，迭遇急重患者，每多单用中医诸法，中药、针灸、推拿、土单验方等，杂合而治，竟获桴鼓之效。兹爱引数例老年急重病症患者的治疗情况，意在说明祖国医学在救治急重患者方面，确有其特长。

一、病案介绍

例1：宋某，男，80岁，农民，阳谷县石门宋公社石门宋大队。1974年7月15日诊。

患者于4天前因过八十寿辰时，过食肉类，出现脘腹胀满，不能进食，渐至神识模糊，不能言语，医者观其面色红赤，额有热感，认为感冒所致，给服复方阿司匹林、土霉素等药未效，病渐加重。第5天邀余诊治时，见患者神志不清，闭目仰卧，体胖面赤，微喘气粗，口唇燥裂，唇色赤暗。翻开眼睑，见目赤，白睛血丝甚多。撬开牙关，见舌苔黄褐黑燥，舌质深红色。脘腹饱满，鼓之如鼓。切其脉弦滑略沉。偶见患者不自主的以手触摸腹部，可知患者腹部胀痛不适较甚，虽已不能诉说其苦，然在下意识之中尚能有所反应。测体温37.1℃，血压250/40mmHg。听诊心律规整，心率76次/分，未闻及杂音，双肺呼吸音清。患者小便失禁，大便5天未下。观其脉症，一派阳明腑实壅闭之象，病虽危重，如大便得通，腑实得开，或有转机。遂予大承气汤。处方：大黄10g，枳实12g，川朴12g，芒硝10g。水煎灌服，一剂。

药灌下2小时多，大便未下，神识仍不清，时而在床上翻转。知病重药轻，遂加大药量，并遵《伤寒论》煎药法，将大黄改为15g，后入，芒硝仍用10g，但改为烊化，再服一剂。服药约20分钟后，大便先排四枚盘珠样粪便，色黑，甚硬，以脚踏之竟不破碎，随后便出稀溏粪便甚多，气味奇臭。便后，神志转清，已能言语。翌日出诊：面色已不红赤，白睛红丝消失。测体温36.7℃，血压为150/90mmHg。腹部亦不显胀大，黄褐色舌苔已见退，深红色舌质已变浅，弦滑有力之脉已减弱。患者仍感食欲不振，胃脘稍痞满，给予理气和胃消导之品二剂以善后。

例2：赵某，男，82岁，农民，阳谷县石门宋公社国庙大队，1976年1月16日诊。

患者于21天前，逢冬至日，因过食肉类，遂出现脘腹痞满，食欲不振，身体日衰，渐至卧床不能活动。就诊时见患者仰卧炕上，面色晦暗，神志有时清楚，有时模糊，不能翻身，但四肢尚能屈伸。经反复询问，知其头两侧作痛，口干，不欲饮食。患者家属曰：自病后进食日渐减小，时有恶心，已21天未大便，小便色赤量少。曾服中药三剂，药后恶心好转，仍未大便，又增小便失禁。再询患者，小腹并无胀痛，且无便意。观其舌，苔较黄厚，切其脉，略有缓象。心脏听诊无明显异常，两肺底部呼吸音粗糙，体温正常，血压150/100 mmHg。证属湿热积滞，胃肠气机不利。治当化湿清热以运脾，理气导滞以和胃，俾脾湿热去，脾运恢复，胃气得降，则大便当自通。予陈平汤加味。处方：苍术10g，川朴10g，陈皮10g，清半夏10g，茯苓13g，枳壳12g，黄芩10g，栀子10g，竹茹10g，木通10g，甘草3g。水煎服1剂。

1月17日复诊：药后大便得通，初头稍干，排便量甚多。头痛、口干均减轻，精神、食欲好转。舌苔转薄。继服上方一剂。

1月18日诊，饮食渐增，已可在床上翻身活动，仍感头两侧作痛，身有沉重感，口略干，小便色黄减轻，仍有时滴沥失禁。湿邪未尽，上方加羌活10g，柴胡12g，再服一剂。诸症若失。

例3：许某，男，74岁，农民，阳谷县石门宋公社许庄大队，1971年7月20日诊。

患者于20天前患痢，在家服中西药，症状略有好转，仍下痢不止，遂于8天前住院治疗。选用庆大霉素、卡那霉素、氯霉素、黄连素等药注射，并配合其他口服药，效果不显。大便甚频，呈乳白色或米黄色黏冻样物，已有滑脱不禁之势。患者精神萎靡，尚能进少量流质饮食，口干少饮，舌红无苔，脉细弱。患者家属要求服中药治疗，即停用全部西药。根据患者脉症，属日久体虚，

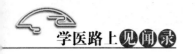

阴液下流，急当滋阴固涩。方用白芍30g，生山药30g，水煎服1剂。患者家属取药后立即煎服，自药服下后，泻痢未作，后又连服2剂，大便恢复正常，精神转好，饮食增加，4日后出院。

例4：郑某，男，65岁，农民，阳谷县石门宋公社郑庄大队，1971年12月30日诊。

患者因全身麻木，四肢尤甚半年多，小便不畅渐至癃闭，大便秘结月余，以末梢神经炎、尿潴留收入住院。初以西药治疗为主，辅以中药、针灸，并持续导尿，灌肠。20天后，麻木症状有所改善，但大便仍不通利，小便仍需导尿。患者精神负担较重，饮食减少，日渐消瘦。据《本草纲目》载，蝼蛄后半截有利小便治癃闭的作用，遂欲试用之。时值隆冬，天寒地冻，万物闭藏，鲜蝼蛄甚难寻找。患者其子即告之附近各生产队深翻土地的社员，出乎意料，竟在当日傍晚弄到6个活蝼蛄。翌日早饭后，拔出导尿管，用蝼蛄2个熬水半碗，待有便意时即喝下。半小时后，急欲小便，但乃排不出，要求导尿。在导尿过程中，有尿液从导尿管旁溢出，以往从未有此现象。下午3点许，在上次熬水所剩蝼蛄残渣中，又加入2个蝼蛄，熬水半碗饮下。及至欲小便时，让患者以手揉按下推小腹部，小便竟能自行排出。晚8点又用2个蝼蛄熬水喝下，当夜自动排尿3次，量多色清，无任何痛苦。此后，小便完全恢复正常。后又角炒韭子研细，每服3g，日3次，大便竟也渐转通畅。又综合调理数日，患者二便通利，精神饮食均好，可下床活动，唯四肢麻木尚存，遂带药出院继续治疗。

二、临床体会

1. 重在辨证 例1患者，年虽80，但素体健壮，脉症俱实，阳明腑实无疑，勿畏承气峻猛而避之。首剂药量稍轻且煎不如法，故未见效验。二剂除加大药量外，将大黄后入，芒硝烊化，增强通便导滞、荡涤腑实之力，故能收到药到病除，血压亦迅速恢复正常的效果。伤寒方结构严谨，配合有度，煎服得法，勿轻易违之，这是在临床应用、探讨伤寒方中应该时时注意到的。

例2患者21天未大便，临床罕见。但腹无胀痛之苦，脉不实，苔不燥，显非承气之证。反以燥湿运脾清利之法，俾湿热去，脾得健运，则腑气自通，此亦治本之法。若仅因其日久未便而妄用攻泄之法，则必正伤气馁而至危殆。

例3患者痢久伤阴，西药屡用而无效，正气内亏，抗菌药物已不能发挥作用。仿张锡纯用山药、白芍的经验，两药重用，养阴固涩而不敛邪，柔肝缓急而不腻滞，竟能药到痢止。

以上3例，老年急重患者的治疗，均在辨证论治的基础上，单用中药取得转危为安的疗效，显示出中医抢救急重病症的特色。

2. 杂合而治 临床治病如临阵打仗，刀枪剑戟，择其善者而用之，制敌取胜为目的。临床治病除"辨证论治"投以汤剂这样的"正规战"为主外，辅以灵活多变的"游击战"，针灸、推拿、土单验方皆可择善而取，弥补汤药之不足，有时能取得意外的疗效，而且较之汤药来得快当，对于急重患者尤为适宜。例4患者在用中西药正规治疗效果不理想的情况下，用蝼蛄一味，一举决壅开塞，收到奇效。余在基层医院工作时，根据病情，常先施以针灸、推拿，有立效病除者，即免于汤药之苦，症减未除者，再处以药方。实践证明，在辨证的基础上，中医诸法，杂合而治，是提高疗效，缩短病程，灵活多变，适应急症的最好措施，也足见祖国医学宝库之丰富多彩。

（谷越涛，王桂枝.《中医药学报》1985年）

谷越涛工作室传承人学术论文

谷越涛从湿热论治冠心病临床经验

谷越涛主任医师是第三批全国老中医药专家学术经验继承工作指导老师，山东省名老中医，聊城市中医学会会长。临床擅长治疗内科疑难病证，对湿热

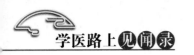

病证有较精深的研究。谷老在冠心病湿热证的治疗方面积累了丰富经验，疗效卓著。今将其从湿热论治冠心病的临床经验介绍如下。

一、冠心病湿热证的病因病机

1. 湿热为患致血瘀　谷老认为，当前人类生活环境与生活方式的改变是湿热证高发的一个重要原因。大的环境因素如全球气候变暖、大规模的城市化导致的温室效应、臭氧洞扩大导致的强紫外线照射等。局部的小环境则与居住条件的变化有关，如暖气、空调各种现代化设施的广泛使用。天人相应，当今临床疾病中热证的发病率要高于寒证。生活方式的改变既包括饮食结构的改变，如嗜食肥甘、辛辣厚味和烟酒、炙烤之品等，易酿痰湿或蕴结化热，久则损伤脾胃，内生湿浊而阻滞气机，使气血壅遏，瘀阻心脉；生活、工作节奏的加快，竞争压力的增加使人产生紧张、焦虑情绪，情志不畅，气郁日久化热有关。这些内外因素均会对冠心病湿热证的形成产生直接作用，致湿热蕴结，阻于上焦，气机失畅，血脉瘀阻，发为胸痹。正如《金匮要略》说："热之所过，血为之凝滞。"《重订广温热论》认为："因伏火郁蒸血液，血液煎熬成瘀。"验之临床，冠心病湿热证的比例明显增加，湿热交阻为患逐步成为冠心病常见的中医证型。湿热证具有明显的时代特征，已成为发病率逐渐增加的高血压、高血脂、糖尿病、肥胖病等众多冠心病危险因素的共同中医证型特征，应引起我们足够的重视。

2. 瘀血为患致湿热　冠心病总属心脉瘀阻为患，血瘀气郁日久，又易于化热，常出现瘀热并见之证。隋巢元方在《诸病源候论·心痛病诸候》说："气不得宣畅，壅瘀生热，故心如悬而急，烦懊痛也。"《成方便读》言："血瘀之处，必有伏阳。"同时，血瘀还可致水湿、痰浊内生，《诸病源候论·诸痰候》载："血脉壅塞，饮水结聚而不消散，故成痰也。"《血证论》说："血积既久，亦能化为痰水"，即"血不利则为水"。

总之，湿热内蕴多为冠心病的始动因素，湿热蕴结日久导致血瘀，而血瘀又可导致机体内生湿热，最终湿热血瘀交互为患，日久湿可伤脾生痰，热可耗气伤阴，瘀血更致气郁气虚，病机往往趋向复杂。

二、冠心病湿热证的辨证要点

望诊：心开窍于舌，因此舌诊是冠心病的重要体征。谷老临证注重舌诊，他认为湿热证的诊断当以舌诊为主，舌苔的变化较舌质的变化明显，所以舌苔是临床辨证的重要指征。湿热证舌苔变化以黄厚、黏腻、垢浊为基本特征，其中以黄厚苔或淡黄腻苔居多。舌质的变化多以黯红、绛红为特征，因为湿热为患，舌质不似一般热证之红活，临证也有舌质淡红者。舌下络脉多有增粗、迂曲、延长，颜色紫黯。由于湿热的程度不同，在舌苔和舌质上反映也不同，应根据苔色黄的程度和舌质红的程度进行综合判断。另外，湿热证患者多形体肥胖，面色多偏黄或偏黯红。

闻诊：多口味较重或有口臭，患者述有时可闻及二便臭味较重。

问诊：患者的临床症状是重要的诊断依据，问诊应该力求详尽。如患者除冠心病常见的胸闷、胸痛、心悸症状外，多有脘痞腹胀、纳呆、餐后胸脘不适、头目不清、健忘、疲倦乏力、眠差多梦、口干口苦或口黏、饮水不多或渴不欲饮、小便色黄或热、大便秘或溏等湿热内蕴的表现。

切诊：心主血脉，脉诊也是冠心病的重要诊断依据，但脉象变化最难把握。按诊断学的标准，湿（痰）热证当以濡数脉和滑数脉为主，但验之临床则不尽然。温病大家薛生白在《湿热病篇》中对外感湿热的脉象做了细致的描述，"湿热之症，脉无定体，或洪或缓，或伏或细，各随证见，不拘一格，故难以一定之脉，而拘定后人之眼目也"。这是对临床长期观察得出的结论。实践证明，湿热内蕴的冠心病脉象表现也具有这种特征，冠心病病位在心，湿热入于血脉，直接阻闭或扰乱心血运行，常使脉行紊乱而脉象复杂不定，故临证不要拘于濡数、滑数两端，这是痰湿生怪症在脉象方面的体现。

临证应四诊合参，以舌诊和问诊为主，特别是舌象变化可视为湿热证的临床特征，根据舌苔的厚薄、色泽，做出判断。参以脉诊，对脉证不符者，必要时应舍脉从证。

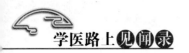

三、治则治法

冠心病固然有本虚标实的特点，但临床只要辨证为湿热证，就应当先清化湿热，再议调补，如过多顾及冠心病正虚的一面，过早佐用补益扶正之品，往往会壅阻气机，滞腻脾胃，不利于湿热之邪的疏利透达和胸中气机的条畅。故冠心病湿热证的治疗原则应祛除湿热，清化中焦，疏通气机，待湿热之邪祛除之后再行扶正。

针对冠心病湿热证的病机特点，谷越涛老中医制定了清热化湿、宽胸活血的治疗大法，并注重结合三焦辨证，辨别湿热的偏重，根据湿重或热重的不同，或清热或泻热，或利湿或燥湿，灵活化裁。同时注重调理气机，常随证佐以清透、疏理之品。

四、清化宽胸汤经验方

基本方：瓜蒌 15g，枳壳 10g，半夏 10g，陈皮 10g，茯苓 15g，苍术 10g，黄芩 10g，黄连 5g，丹参 12g，甘草 6g。热甚心烦加栀子 10g，连翘 12g清热除烦；湿重加藿香 10g，佩兰 10g芳香化湿；舌质紫黯、脉涩明显者加川芎 10g，当归 12g，蒲黄 10g活血化瘀；胸痛重加川芎 10g，延胡索 10g活血理气；兼有自汗、气短、乏力加黄芪 12g，党参 10g，白术 12g益气健脾；脘痞纳呆、恶心加厚朴 10g，竹茹 10g化湿开胃降逆；大便秘结加改枳壳为枳实，加大黄（后入）5g以通腑泄热。每日 1 剂，水煎 2 次，早、晚分服。

五、病案举例

例1：魏某，男，44 岁。2004 年 3 月 5 日初诊。胸闷、气短 15 天，症见胸闷、心前区有明显不适感，活动后气短、心悸，伴恶心、纳差、口臭、口干、饮少，小便色黄。舌质红，舌苔黄厚，脉细涩。心电图检查示：左前壁供血不足。中医辨证诊断：湿热瘀阻型胸痹。治则清热化湿、活血宽胸，以清化宽胸汤加味治疗。药用：瓜蒌 20g，枳壳 10g，半夏 10g，陈皮 10g，茯苓 15g，苍术 10g，黄芩 10g，黄连 5g，丹参 12g，竹茹 10g，甘草 6g。水煎服 7 剂，日 1 剂。3 月 12 日复诊：心前区不适感、胸闷、心悸、恶心均消失，复查心电图大致正常。继服上方 7 剂，巩固疗效。

例 2：王某，女，62 岁。2004 年 7 月 6 日初诊。因心悸反复发作 3 年，伴胸闷 3 个月来诊。有高血压、冠心病史 5 年，多次心电图均示心肌缺血，常服阿司匹林、倍他乐克、消心痛、复方丹参片，疗效不佳。症见：形体肥胖，胸闷伴左胸隐痛，心悸、心烦，口苦，夜间口干、但不欲饮水，纳差、胃脘痞满，乏力，大便溏薄，每日 4 次。舌质红，苔黄厚腻，舌下络脉紫暗迂曲，右脉沉弦，左脉浮。中医诊断为胸痹，证属湿热瘀阻。治则清热化湿、宽胸活血，以清化宽胸汤加减治疗。药用：瓜蒌 15g，枳壳 10g，半夏 10g，陈皮 10g，茯苓 20g，苍术 10g，黄连 5g，丹参 12g，栀子 10g，川厚朴 10g，党参 10g，白术 10g，甘草 6g。每日 1 剂，水煎 2 次，早、晚分服，共服 10 剂。7 月 16 日复诊：胸闷减轻，左胸未痛，活动后心悸，口不干，脘痞症状消失，大便溏，每日减为 2～3 次，舌苔转薄，右脉渐起，左脉不若前浮大。上方去栀子，改白术 12g，继服 10 剂。7 月 26 日 3 诊：上述症状基本消失，继以上方加减善后。

按：这两个案例患者皆属典型的冠心病湿热证，谷老均予以清化宽胸汤为主方治疗，辨证准确，故而奏效。案 1 患者恶心明显，故加竹茹降逆和胃，并加大瓜蒌的用量，以增宽胸化痰散结之力。案 2 因患者湿重于热，并有大便溏薄、乏力、纳差等湿盛脾虚表现，乃加党参、白术健脾化湿，改茯苓为 20g，增加其健脾利湿之功，同时去黄芩，以免苦寒太过之弊；因其心烦明显，故加栀子清心除烦；药后症状逐渐减轻，且疗效巩固。

六、讨论

心属火而主阳，《素问·至真要大论》说："湿淫所胜，民病积饮，心痛。"湿邪内壅，阻遏胸阳，则易致湿热内盛为患。冠心病从湿热论治，虽少有报道，但在古代文献中已有散在的使用苦寒清热燥湿之品治疗心痛的记载。如《千金方·心腹痛门》治"卒暴心痛"用苦参加苦酒煮汁，以大黄末为丸；《肘后备

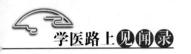
急方》以苦参或黄连煮汤治疗心痛；《外台秘要·心痛心腹痛及寒病》治"暴得心痛如刺"用苦参汤（苦参、龙胆、栀子仁等）。可见，清热燥湿之法是治疗胸痹心痛急证的有效方法。至《医学入门·厥心痛》提出"厥心痛……寒郁化热，或因七情者始终是火，此古方多以苦寒泻火为主……"为冠心病从湿热论治提供了理论依据。

清化宽胸汤中瓜蒌性味甘寒，有清热化痰，行气散结之功，《本草备要》谓其"能清上焦之火，使痰气下降"，"又能洗涤胸膈中垢腻郁热"，为治疗结胸、胸痹的要药，合枳壳共奏宽胸化痰行气之功；半夏与陈皮皆为辛温苦燥之品，均能燥湿化痰散结，陈皮又能调理气机以除胸胁之痞，"气顺则痰消"，其行气之功亦有助于化痰湿，两药和用，含二陈方义；茯苓淡渗利湿，使邪有出路，并能调补心脾，苍术燥湿健脾，合用化湿运脾之功相得益彰；黄芩、黄连苦寒清热燥湿；丹参气平性微寒而降，入心、心包、肝经，有凉血活血祛瘀，补心养神定志之功用，古有"一味丹参，功同四物"之说，加此兼能佐制芩连、夏陈之苦燥；甘草调和诸药。诸药合用，使湿浊得化，痰热得除，气机调畅，瘀血复行。现代药理学研究也已证实，方中药物具有扩张冠脉血管，增加冠脉流量，改善血液循环，减轻动脉粥样硬化，降低血脂，保护缺血心肌等作用，能针对冠心病发病的多个因素发挥治疗作用。因此，用清化宽胸汤治疗冠心病湿热证方证相应，药中病机，疗效明显。

清化宽胸汤实为小陷胸汤合温胆汤加减变化而成，谷越涛老中医强调，应用清化宽胸汤时需注意该方偏于苦寒辛燥，用之应据舌象变化，待厚腻舌苔退去后，适可而止。如兼虚者愈后还应注意扶正调养，饮食宜以清淡为主，少食辛辣油腻，忌烟酒。

（张梅红，谷万里.《辽宁中医杂志》2007 年）

谷越涛从痰论治内科杂病的经验

谷越涛主任医师是山东省名老中医，对内科杂病的诊治多以痰立论，颇多建树。兹录其临床验案 3 则，以飨同道。

一、阳明经头痛

王某，女，67 岁。1994 年 1 月 20 日诊。前额及眉棱骨疼痛 2 天，伴声重鼻塞，流清涕，口干微咳，往来寒热，体温 37.8℃，感胃脘灼热而痞满，食欲不振，小便色黄，舌质淡红，苔厚腻微黄，脉弦滑。诊断为阳明经外感头痛。证属痰热内郁、胃热上攻，当清热化痰和胃，以蒿芩清胆汤加味治之：青蒿 15g，黄芩 12g，枳实、竹茹、半夏、陈皮、菊花各 10g，茯苓、滑石各 20g，青黛 1.5g（包煎），白芷、甘草各 6g。水煎服 1 剂。服药后头痛消失，脘热止，纳增，不恶寒，体温正常，仍声重流涕。再服 2 剂获愈。

按：前额及眉棱骨痛一般皆从阳明经论治，但该患者有口干、往来寒热、脘痞而热等症，提示可从少阳胆府入手论治。《灵枢·四时气》说："邪在胆，逆在胃。"患者素体痰热较重，今外感风寒，袭于少阳胆经，则见口干、往来寒热；风寒入里化热，内外合邪，胆热犯胃，则脘痞而热；胃热上攻故见前额及眉棱骨痛。因此，临证应全面分析，见胃之病莫忘胆，应用蒿芩清胆汤，治其源则流自愈。

二、凌晨胃脘部汗出

李某，女，61 岁，1996 年 3 月 12 日诊。自述有"胃炎"史 10 余年，2 个月前因情志不畅出现凌晨 5 时胃脘部汗出，伴胃脘痞满，隐痛，纳差，食后脘痞甚，嗳气，无反酸，二便调。舌质淡红，苔黄厚，脉弦。曾服吗丁啉，效不显。证属中焦痰热内郁，治当清热化痰、理气解郁，方用四逆散合温胆汤加减：柴胡 12g，白芍、枳实、川朴、陈皮、半夏、竹茹各 10g，栀子、黄芩各 12g，云

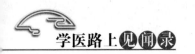
苓20g，甘草6g。水煎服，日1剂。服第2剂后胃脘部汗出即止，脘痞减，纳增。共服6剂痊愈。

按：患者素有胃疾，中焦失运，痰浊自生。复因情志不畅，肝气内郁，气郁化热，热与痰合，阻于中焦，使升降失调。凌晨寅时正值阳气始升之时，而肝气主升发，亦应之而动，故随天之阳气蒸腾作汗。治当疏肝理气解郁，清化中焦痰热，使郁解痰祛，汗出等症自愈。

三、咳血

吕某，男，37岁。1995年4月18日诊。患者2年来经常咳嗽、咯痰，痰色黄白相间，伴胸胁胀满，曾被诊断为"支气管扩张症"。近10余天咳嗽加重，痰多色黄，每天早晨起床时咳吐鲜血约15ml，伴乏力、纳差。舌质红，苔黄腻，脉滑数。证属痰热阻肺、化火伤络。当清肺化痰、理气宁络，以清气化痰汤治之：瓜蒌20g，黄芩、胆南星各12g，茯苓15g，杏仁、枳实、半夏、陈皮各10g，水煎服，每日1剂。服3剂后复诊。晨起咳血量明显减少，痰与血相杂，吐痰量减少，纳增，仍感胸胀满。上方易枳实为枳壳10g，再服12剂后咳血止，咳嗽吐痰明显减轻，胸胀满消失。守方再服10余剂，症状悉除。

按：《医旨绪余·论咳血》中说："咳血多是火郁肺中，治宜清肺降火，开郁消痰，咳止血亦止也。"此患者因痰气郁久，气亢为火，痰火伤络而致咳血，故治当以祛痰清火为主，火退则自安。不宜见血止血，徒用收敛之品，令痰火郁而不达，更伤血络。汪昂在《医方集解》中认为，清气化痰汤是"手足太阴之药，治痰火之通剂"，故投以此方面获效。

（谷万里，张梅红.《四川中医》1997年）

谷越涛调理气机法治疗慢性肾炎蛋白尿经验撷菁

慢性肾小球肾炎（以下简称慢性肾炎）是常见的肾脏疾病，以蛋白尿、血尿、水肿、高血压为主要临床表现，其起始因素多认为是免疫介导炎症反应，伴有程度不一的肾功能损害，部分患者最终可发展至终末期肾衰竭。蛋白尿作为独立致病风险因素可加重肾小球及肾小管损伤，加速肾损害发展。因此减少、控制蛋白尿是改善疾病愈后，保护肾功能的重要手段。现代医学针对蛋白尿的治疗主要依靠糖皮质激素、血管紧张素转化酶抑制剂、血管紧张素Ⅱ受体拮抗剂等药物，但具有临床效果一般、病情易反复等局限性。

　　谷越涛主任医师，山东省名老中医，山东省首届名中医药专家，山东省名中医药专家学术继承工作指导老师，第三、四、六批全国名老中医药专家学术继承工作指导老师。谷越涛教授从事肾脏疾病治疗多年，形成了系统、独到治疗肾脏疾病的临床心得。谷越涛教授临证中组方灵活，辨证精准，谨守病机，用药精简。笔者有幸跟从谷越涛教授学习，被其严谨的医学态度和慈悲的医者情怀深深折服。现将其调理气机法治疗慢性肾炎蛋白尿的经验总结如下。

一、病因病机

　　中医多将慢性肾炎归为"水肿""肾风""肾水"等范畴，而蛋白尿作为现代医学概念，中医典籍中无此病名。现代学者多将蛋白质归为"精气""精微"的范畴。"精微"主要包括精、血、津、液、膏等物质，若精微外泄，经由尿液排出则形成蛋白尿。谷越涛教授认为慢性肾炎蛋白尿的病机不外乎本虚标实、虚实兼夹致病。本虚多责之脾肾，标实主要包括风邪、湿邪、热邪、瘀血之邪。治疗当标本兼顾，并依据病机不同而侧重于治标、治本或者标本兼顾。

二、调理气机法理论基础

　　《类经·脏象类》："精、气、津、液、血、脉，无非气之所化也。"气是构成和维持人体生命活动的最基本物质。清王孟英在其医案中指出："夫人气以成形耳，法天行健，本无一息之停……咸以气能为用者也。"气发挥其推动、摄纳以及化生精血津液的作用则依靠气化。气机是指气运动变化的机制，为气固有之属性，其主要形式为升、降、出、入。通过气的升降出入活动完成

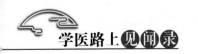

机体新陈代谢、能量转化与储存的生理过程。谷越涛教授指出，人体气机与脏腑功能密切相干。人体是一个有机整体，脏腑经络之间的能量联系及精微输布则以气机为依托；五脏六腑的气机升降是气机升降运动为具体表现形式。《素问·六微旨大论》："出入废则神机化灭，升降息则气立孤危。故非出入，则无以生长壮老已。非升降，则无以生长化收藏。"人身气机活动的废止、息灭是造成疾病危重、人体死亡的原因。疾病的发生和发展则是因气机运动失常，即出入阻隔，升降失序。张景岳云："凡病……欲求其本，则止一气字足以尽之，盖气有不调之处，即病本所在之处也。"谷越涛教授提出"顺脏腑之性，调人体气机"。通过恢复、调节脾、肾、肝三焦的正常气机运动，以此恢复气推动调节以及收纳固摄精微物质的功能，从而减少精微物质外泄，控制蛋白尿的产生。

三、治疗思路

1. 脾胃同调，复气机升降枢机　《临证医案指南》："纳食主胃，运化主脾。脾宜升则健，胃宜降则和。"脾胃乃后天之本，气血生化之源头，主纳运精微物质。脾主升清，胃主降浊，一阴一阳，升降纳运，各司其职。脾胃功能正常则气机升降有序，水谷精微运行不失其道，清升浊降，布散正常。《四圣心源》："脾升则肝肾亦升，故水木不郁，胃降则心肺亦降，故金火不滞。中气者，和济水火之机，升降金木之枢。"故脾胃居于中央，交通上下气机，燮理五脏，共奏全身气机升降之功。若脾胃气机失常，精微水谷运行失于常道，清浊相混，清气下泄则发于蛋白尿。且脾具固摄之功，若因饮食、情志或劳欲影响机体，导致脾气受损，精微失于固摄，亦可导致清气下泄发生蛋白尿。

谷越涛教授强调，在治疗时应当脾胃兼顾，恢复其升降枢机之功。同时在临证中重视脾胃功能的保护，多以参苓白术散或补中益气汤为主方加减，常用药物有党参、黄芪、山药、茯苓、白术、白扁豆、陈皮等；若脾虚湿困，或外来湿邪困阻脾胃，常配有苍术、石菖蒲、厚朴、陈皮等燥湿理气之品；若湿邪日久，或合于体质偏颇，湿邪化热而成湿热邪气，壅滞于内，常配有黄芩、栀子等清热燥湿之品。

2. 敛肾精，固肾气，平衡肾之阴阳　肾为先天之本，主蛰主封藏，藏元阴元阳。肾为藏精之所，所藏先天之精禀受于父母，所藏后天之精则依靠脾胃所化精微不断填充滋养而保持充足。肾精化生的肾气通过"藏精"对肾精发挥闭藏作用，肾气生理功能正常以肾精充足为基础，肾精和肾气相辅相成。若肾气不固，肾精失于封藏，经由尿液泄露于外而形成蛋白尿。肾气贯阴阳，寓肾阴肾阳。若肾阳不足，失于温煦，少阴君火动力不足无以鼓动他脏，封藏固护失职；或肾阴亏损，虚火内生，扰于肾室，均导致体内精微下注而形成蛋白尿。

谷越涛教授在临床中针对尿检蛋白尿为阳性或者尿微量蛋白大于每日500 mg的患者，在治疗中均注重收涩、填补肾精。谷越涛教授认为慢性肾炎蛋白尿患者，尤其是病情反复发作、久治不愈者，肾脏形气俱损。此时肾脏已无力承受大辛大燥收敛固涩补益之品，若过用反而会导致肾脏形、气进一步损伤。故收敛固精补益的药物多偏于选择药性平和的植物药或动物药，如沙苑子、金樱子、菟丝子、山药、海螵蛸等。谷越涛教授应用山药时用量一般较大，多用40～60 g。现代药理学认为，山药具有抗氧化、调节免疫的作用。山药多糖可明显降低模型大鼠血清尿素氮、血清肌酐数值，可通过抗氧化作用改善肾缺血再灌注损伤。肾阳亏损者治疗多选用杨氏萆薢分清饮为主方加减，擅用乌药、益智仁、石菖蒲等温肾、分利清浊之品复命门之火。若见面色潮红、腰膝酸软、脉细或细数或弦细等肾阴虚损之证，谷越涛教授多选用左归丸加减，常选用熟地黄、山药、山茱萸等补益肾阴之品；若症见阴虚火旺之相，常选用知母、黄柏等药物。肾阴阳两虚证型的患者则选用二仙汤（药物组成：淫羊藿、仙茅、巴戟天、黄柏、知母、当归）加减以温肾阳，补肾精，滋肾阴，泄虚火。同时谷越涛教授强调，在调理肾之阴阳平衡的同时，固肾填精收敛之品的使用当贯穿始终。

3. 疏理肝气，畅达气机　《读医随笔》："医者善于调肝，乃善治百病。"肝体阴用阳，功主疏泄，喜条达而恶抑郁。《难经》："经脉者，行气血，通阴阳……注足少阳、厥阴，厥阴复还注于手太阴。"由此可见，厥阴经与阴阳

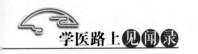

气血的循环往复密切相关。《素问·五常政大论》曰："木德周行，阳舒阴布，五化宣平。"故肝疏泄功能正常则气机畅达，血脉归经，阴阳平衡。肝疏泄功能失职则主要包括为气的疏泄太过和疏泄不及。疏泄太过则表现为气机逆乱，扰动少阴君火，风火相煽，扰于肾室，肾精失于封藏，下注而形成蛋白尿。疏泄不及则表现为气机郁结不通，日久化火，扰于肾府，或气滞血瘀，瘀血闭阻肾络，精微失其常道，壅而外泄。病至后期，瘀血化毒，肾络受损，封藏不固亦致蛋白持续外漏。故病情初期，谷越涛教授临床多选用四逆散或小柴胡类加减，常用药物有柴胡、香附、川芎、香橼、枳实等药物；日久血瘀明显者，多选用三棱、莪术等破血逐瘀之品。

4. 畅三焦通路，复三焦气化 《难经·六十六难》曰："三焦者，元气之别使也，主通行三气，经历五脏六腑。"三焦是人体内气和水液的通道，与五脏六腑的联系错综密切。"气"弥散运行于三焦，化生营养物质以充养各脏腑。谷越涛教授指出，现代人喜食辛辣油腻之味，饮食结构改变导致体质多偏湿热；或患者由于使用糖皮质激素等药物而形成湿热证型，导致湿热邪气氤氲三焦，输及五脏六腑，影响气机运行，阻碍精微物质的输送。三焦气化不利，又致水湿运化不畅，湿聚成痰饮之邪壅滞三焦。若湿热邪气偏于上焦，常用药物有瓜蒌、黄芩、鱼腥草、桔梗宣通达上；针对中焦湿热邪气，常用药物有苍术、生薏苡仁、栀子、茯苓、清半夏等和中宣降；若湿热偏于下焦，常用药物有木通、车前子、淡竹叶、萹蓄、滑石等药物宣泄通下。

四、验案举隅

患者某，男，46岁，农民。2019年9月11日就诊。

患者2018年9月无明显诱因出现双下肢水肿、小便多沫。于聊城市某市级医院就诊后发现尿蛋白（3+），尿潜血（2+），尿微量蛋白每日1981 mg，红细胞沉降率每小时49 mm，诊断为慢性肾小球肾炎，给予依那普利、阿莫西林等药物治疗，后间断于外院就诊。因病情反复发作遂来聊城市中医医院就诊。现症见：周身疲乏无力，睾丸凉，牙凉，腰累时痛，右眼模糊，双下肢水肿，大便可，小便多沫，纳眠可，脉略沉细弱，苔稍白厚。辅助检查：尿潜血（＋），尿蛋白（3+）。中医诊断：慢肾风（肾阳亏虚，风湿内扰），西医诊断：慢性肾小球肾炎。拟用温肾固精，祛风除湿之法。处方：二仙汤加减。淫羊藿15g，仙茅12g，巴戟天12g，山药60g，沙苑子15g，金樱子12g，仙鹤草25g，红茜草12g，海螵蛸40g，泽泻12g，猪苓12g，益智仁12g。共30剂，每日1剂，水煎服。

二诊：服药后睾丸凉止，牙凉止，左上肢乏力，腿肿较前减，苔薄白，脉沉细，大便质偏干，每日1次，尿多沫。复查尿常规示：尿潜血+，尿蛋白（2+）。处方：在原方基础上加肉苁蓉25g。共30剂，每日1剂，水煎服。后随症加减药物，守方4个月，尿潜血阴性，尿蛋白维持1+至阴性。

按语：患者中年男性，其辨证为肾阳亏虚，风湿内扰，属本虚标实之证。治以温肾敛精，止血利湿。结合临床症状，患者一派阳虚之证，阳气亏虚，无以抵御外来风湿邪气侵扰，故主方选用二仙汤加减，去其滋阴泻火之知母、黄柏，留淫羊藿、仙茅、巴戟天三味药物，共奏温肾壮阳、祛风除湿、强壮腰膝之效，选取温补肾阳之植物药以避免"壮火食气"之弊；山药入肺、脾、肾三经，重用山药，气阴双补，平填亏损之肾精，寄补阳于补阴之中，同时防止诸药物过于辛燥；肾气亏虚失于固摄，血溢脉外发为血尿，仙鹤草、海螵蛸收敛止血，茜草止血化瘀，三者相配，收散同用，相反相成，共行止血不留瘀、瘀化血归脉之力；肾阳亏虚多伴有脾阳不足，益智仁温脾暖肾固精；泽泻、猪苓甘淡平利水湿。二诊时患者牙凉、睾丸凉止，疲乏无力感较前减，腿肿减，仍阳痿，尿多沫，大便偏干，加温肾壮阳、润肠通便之肉苁蓉，守法温补肾阳、祛风除湿、填精利水，取得良好治疗效果。

（归艳荣，于秀梅，谷右天，谷越涛.《中医临床研究》2021年）

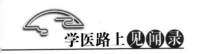

谷越涛教授中医药治疗石淋经验总结

谷越涛教授是第三、四、六批全国老中医专家学术经验继承工作指导老师，山东省名老中医，山东省五级师承工作指导老师。谷越涛教授师从李克绍，从事临床工作50余年，有丰富的临床经验，擅长使用经方，致力于研究《伤寒论》，对中医药治疗石淋有丰富的临床经验。

"淋"的病名最早出现在《黄帝内经》中，《素问·六元正纪大论》曰："其病中热胀，面目浮肿……小便黄赤，甚则淋。"东汉华佗的《中藏经》将淋证分为冷、热、虚、实、气、劳、膏、砂8种，其中砂淋即为石淋。《外台秘要》中出现对五淋的论述，五淋即热淋、气淋、膏淋、劳淋、石淋，五淋分类被中医学沿用至今。至此，以小便内偶有砂石，排尿艰难，或排尿突然中断，少腹拘急，或伴有腰腹部绞痛，痛可累及外阴部，小便中带血等为主症的疾病，便称之为"石淋"。中医中的石淋与西医中的泌尿系结石可相互参考。

一、病因病机

肾阳亏虚是其本，膀胱湿热为其标，《黄帝内经》有云："淋之为病，肾虚膀胱热也"。隋巢元方所著《诸病源候论》有云："诸淋者由肾虚而膀胱热故也。"《丹溪心法》有云："诸淋所发，皆肾虚而膀胱生热也。"《证治准绳》有云："膀胱为水脏，热甚则生湿，湿生则水液浑，凝结而为淋……湿热蕴结下焦，尿液受其煎熬，日积月累结为砂石，成为石淋。"历代医家普遍认为石淋病位主要在肾与膀胱，病因为"肾虚"为本，"膀胱热"为标。《素问·上古天真论》有云："肾者主水，受五脏六腑之精而藏之。"《素问·逆调论》有云："肾者水脏，主津液。"肾为水脏，肾气有调节身体水液代谢的功能。肾主水，肾将分布于肾的水液，再一次分清泌浊，清者在肾气推动下，复归于脾肺；浊者在肾气推动下，化生尿液，下输膀胱。《素问·灵兰秘典论》有云："膀胱者，州都之官，津液藏焉，气化则能出矣。"膀胱具有贮存尿液和排泄尿液的功能。

肾气将浊水气化而成的尿液下输膀胱，由膀胱贮存，当膀胱内的尿液达到一定量时，再通过肾气的推动，使膀胱开合有度，正常排出尿液。若肾气亏虚无力则致气化功能失司，膀胱内有湿热之邪侵袭则致水道不利，尿液的生成排出皆受到影响。此为淋证的基本病机，石淋也是如此。肾气不足无力推动，尿液在膀胱集聚，日久化热，煎熬为砂石；或膀胱为湿热病邪侵袭已久，湿热煎熬尿液，日积月累，尿液凝聚为砂石，则为石淋。

谷教授认为本病的根本病因是肾阳亏虚。肾在尿液的产生中起主导作用，其将流于肾的水液通过肾阳的蒸腾气化作用进一步分清泌浊，清者上输于脾，浊者下输膀胱，同时肾阳推动尿液的生成，将尿液储存于膀胱。肾阳在排尿中也起着重要作用，膀胱中的尿液达到其可承载的边缘时，会产生便意，经脑判断可以排尿之后，膀胱会在肾阳的推动下，排出尿液。

当肾阳不足之时，尿液的生成及排出都会受到影响。肾阳不足，蒸腾气化功能不足，水液清浊不分，或将部分清者一同下输膀胱，生成过量的尿液排出，或将部分浊者上输于脾，尿液生成过少；排出尿液时，或因肾阳亏虚，固摄不足，尿液排出过多，或因肾阳亏虚，无力推动，尿液无法顺畅排出。

在肾阳不足的基本病机上，尿液长期潴留于膀胱，无法排出，日久化热，或素体有热，或感染热邪，反复煎熬，聚成砂石；患者嗜食肥甘厚味，或嗜烟酒，致体内湿热内蕴下注膀胱，此为内生湿热之邪；患者下阴不洁，污秽热邪自下阴侵袭，累及膀胱，此为外感湿热之邪。反复煎熬，日积月累，形成砂石，结为石淋。砂石为外邪，停于膀胱日久，又郁而为热，加重湿热之邪，形成恶性循环。

临床调查发现，男性患者以膀胱湿热为主，肾阳亏虚为辅；女性患者则以肾阳虚为主，膀胱湿热为辅。

二、辨证施治

1. 温补肾阳，兼补脾阳　肾阳对尿液的形成与排泄起着重要作用，肾阳不足是石淋形成的病机之本。温补肾阳以治其本。谷教授常用淫羊藿、仙茅、巴戟

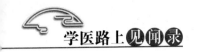
天、杜仲、续断、肉苁蓉、菟丝子等。淫羊藿、仙茅、巴戟天是二仙汤的主要组成药，可温肾阳。杜仲、续断等也是温补肾阳的常用药。

同时脾阳对尿液的形成也用一定的作用，脾对水液有输布作用。《素问·经脉别论》云："饮入于胃，游溢精气，上输于脾。脾气散精，上归于肺，通调水道，下输膀胱。水精四布，五经并行。"《素问·至真要大论》云："诸湿肿满，皆属于脾。"脾将胃肠吸收的水谷精微上输于肺，下输于肾。脾阳不足，对水液的输布作用不足，属于肾的水液变少，尿液即会变少。谷教授常于温补肾阳之时，兼补脾阳，加入温补脾阳之品，如山药、党参、黄芪等。山药、党参、黄芪皆为健脾良药，味甘缓，性平和，无毒副反应。

2. 清利膀胱湿热　膀胱湿热伴随石淋病程演变的始终。清利膀胱湿热治其标。谷教授擅用车前子、滑石、通草、萹蓄、瞿麦、冬葵子、石韦、王不留行、牛膝、地龙等。车前子甘寒滑利，可通利水道，清膀胱热。滑石性滑利窍，性寒可清热，清膀胱湿热兼通利水道，是治疗淋证的常用药。通草、萹蓄、瞿麦、冬葵子、石韦、王不留行均可清利下焦湿热，同时瞿麦和王不留行又可活血通经，石韦还可止血。牛膝可利尿通淋，又可活血祛瘀，还可补益肝肾，一药三用。地龙归肝、脾、膀胱经，性寒味咸，走下入膀胱，能解热结并利水道。

3. 化坚排石　石淋是以砂石为主要病理产物的疾病，且砂石存于膀胱日久会加重膀胱湿热之邪，使石淋症状加重，砂石沉聚增加，循环往复，难以治愈，故治疗石淋要注意化坚排石。谷教授擅用"三金"——金钱草、海金沙、鸡内金来化石消坚。金钱草利湿退黄、利尿通淋，海金沙清利湿热、通淋止痛，两者对于石淋均有较好的疗效，鸡内金具有利尿、通淋、化石的作用。

4. 活血化瘀　石淋患者常出现尿中带血、腰痛、腹痛等症状，同时也可能出现舌质紫黯有瘀点瘀斑，舌下脉络迂曲粗大，脉涩等体征，提示患者体内血瘀。石淋病程较长，砂石慢慢结成变大，期间可能不会有明显症状，不易引起患者注意，砂石的长期存在，会阻塞气道，气道不通，气为血之帅，气无法推动血运，血行不畅，日久为瘀，故石淋患者通常会伴随血瘀之证，谷教授常常会在方子中加几味活血化瘀药，如郁金、泽兰、川芎等。郁金可活血化瘀又能止痛，川芎既能活血化瘀，又能行气止痛，为"血中气药"，是治疗气滞所致血瘀疼痛的要药。

5. 行气止痛 石淋发作时常常伴随难以忍受的剧痛，使患者痛苦不堪，因砂石阻塞气道，气道不通，不通则痛。石淋患者常见少腹绞痛，少腹乃肝经循行之处，肝失疏泄，气机不利，气行不畅，气郁不通，以致疼痛，故可柔肝行气止痛。谷教授常用药物有延胡索、白芍、甘草等。延胡索味辛性温，归肝经，既能活血，又能行气，还可止痛。李时珍谓之"能行血中气滞，气中血滞，故专治一身上下诸痛"。白芍归于肝经，有柔肝之功，可缓急止痛。甘草味甘能缓，亦有缓急止痛之效。白芍与甘草同用，即芍药甘草汤，是缓急止痛常用方。

三、验案举隅

张某，女，48岁。2019年11月12日晨出现左侧小腹突发疼痛，疼痛剧烈，并有尿频，尿痛，左腹部压痛，平素腰冷腰酸，双腿乏力，双下肢略有浮肿，自述有结石病史，舌质淡、胖大舌、苔略黄厚，脉弦紧略涩。尿常规：红细胞（++）。泌尿系彩超：左输尿管结石（0.4cm×0.8cm）。中医诊断：石淋（肾阳亏虚，膀胱湿热）。西医诊断：左输尿管结石。处方：淫羊藿20g，仙茅20g，巴戟天10g，当归10g，通草10g，车前子10g，萹蓄10g，瞿麦10g，川牛膝15g，金钱草15g，鸡内金10g，海金沙15g，郁金15g，川芎10g，延胡索30g，白芍15g，生甘草10g。共7剂，每日1剂，400ml水煎内服。

2019年11月19日二诊：服药后第3天患者自小便中排出砂石，疼痛消失，余症均明显减轻，腰酸腰冷痛，乏力，双下肢略有浮肿，舌质淡、胖大舌、苔略白厚，脉沉略涩。尿常规：红细胞（-）。泌尿系彩超：未见异常。处：上方去萹蓄、瞿麦、延胡索、金钱草、鸡内金、海金沙，加续断10g，杜仲10g，肉苁蓉15g，白术10g，党参15g，黄芪30g。共7剂，每日1剂，400ml水煎内服。

按语：《素问·上古天真论》云："女子六七，三阳脉衰于上，面皆焦，发始白。"本案患者年逾不惑，三阳皆衰，肾气衰败，肾阳亏虚。肾阳虚无力蒸腾，肾气虚无力推动，致使水液停聚，患者过食辛辣肥甘，湿热内生，湿热下

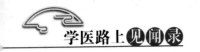
沿膀胱，煎熬尿液而成石，石阻气机，气机不通，不通则痛，气行不畅，血运停滞而成瘀，血瘀又可壅阻气道，使疼痛加重。谷教授认为肾阳亏虚是其病因，膀胱湿热是其诱因，此两者是本例的主要矛盾，谷教授采用温补肾阳兼清湿热治法，用淫羊藿、仙茅、巴戟天温补肾阳，用通草、车前子、萹蓄、瞿麦清利膀胱湿热，用金钱草、鸡内金、海金沙化坚排石，用郁金、川牛膝、川芎活血化瘀，延胡索、白芍、生甘草行气缓急。二诊时结石排出，故去排石之药：金钱草、鸡内金、海金沙；膀胱湿热之象消失，酌情去萹蓄、瞿麦；疼痛消失，去止痛要药延胡索；患者肾阳亏虚之象有所减轻，需一定时间的补益，患者腰酸软冷痛，加续断、杜仲、肉苁蓉强筋骨，补肾阳；患者过食辛辣后伤及脾胃，加党参、白术健脾，加黄芪补益脾肾之气。之后患者按时来诊，谷教授以温补肾阳为基本治法，根据患者病情变化随证调方加减，调理数月后，患者诉病症均消失，恢复健康。

（宋丹华，于秀梅.《中国中医药现代远程教育》2022 年）

谷越涛阳和汤临床应用举隅

阳和汤出自《外科全生集》，是治疗阴证疮疡的名方，主治脱疽、流注、鹤膝风。谷越涛主任医师系第三、四批全国老中医药专家学术经验继承工作指导老师，临床善治疑难杂症。近年来其根据"异病同治"的原理，抓住"阳虚寒凝"之病机，利用阳和汤灵活加减，治疗多种病症，均获满意的效果。现录其临床验案三则，以供参考。

一、病案举例

1. 咽部角化症　赵某，男，72 岁，农民，2008 年 2 月 13 日初诊。症见：悬雍垂见数个黄色脓性分泌物覆盖，黏膜表面如粟，周围无红肿，伴恶寒怕冷。手足不温，平素腰膝酸痛，小便清长，大便稀溏，脚根足底疼痛，舌胖嫩，边有齿印。取黏膜活检病理：角化症。证属肾阳下虚，阴寒上结，郁结咽喉。治宜温肾扶阳，开结利咽。处方：熟地 100g，肉桂 8g，炮姜 8g，麻黄 8g，白芥子 15g，僵蚕 15g。水煎服，每日 1 剂。药进 3 剂，悬雍垂黄色分泌物明显减少，手足得温，再进 6 剂，诸症悉除。

按：肾脉上贯咽喉，真阳循经上乘，温养咽喉。今肾阳衰于下，不守其舍，虚阳浮游，客于喉核，发为脓痈。当以辛热杂于壮水药中，导之下行，所谓导龙入海，引火归原。本例治用阳和汤扶阳抑阴，通滞利窍。谨守"益火消阴"之法，阴散阳回，脓痈自消。

2. 梗阻性脑积水　杜某，76 岁，退休干部。头痛，头晕 2 个月，加重伴视物模糊 20 天。2 个月前无明显诱因出现头痛，头晕。曾自服脑清片及氟桂利嗪无效。近 20 天，头痛、头晕加重，甚至眩晕昏倒，伴视力模糊。我院眼科查双眼底视盘水肿。颅脑 CT：梗阻性脑水肿并多发性脑梗死。内科予改善脑代谢，脱水，抗凝，止痛定眩，未见显效，邀余会诊。诊见：少气懒言，倦怠欲寐，复不能寐，自觉头脑如空。头痛、头晕，如坐舟车，恶心频作。脉沉细而迟，舌淡，苔薄白。证属：阳虚饮停，痰瘀互阻。清阳不升，浊阴不降。法以温阳利水，活血通络。处方：熟地 120g，白芥子 20g，鹿角胶 30g，肉桂 20g，麻黄 10g，川芎 15g，红花 15g，泽泻 12g，石菖蒲 20g，水煎服，每日 1 剂。药进 8 剂，诸症减其半。药已切中病机，继进 10 剂，头晕已瘥。效不更方，再进 6 剂，诸症均蠲。

按：年老体弱，肾阳式微。气阳虚惫，温化不利，以致阴寒之邪凝结不散。阴霾上犯，扰乱清空，清阳不展，故见头痛，头晕顽固。正如《医学真传》云："阴血虚而阳热盛，则痛微，若阳气虚而阴寒盛，则痛剧。"方以阳和汤化裁，温阳通络，使离空当照，阴霾自消。方药合拍，效如桴鼓。

3. 前列腺肥大　刘某，男，68 岁，2006 年 12 月 3 日初诊。尿频，尿急，伴双下肢肿胀反复发作半年。半年前反复出现小便淋漓不畅，尿频，尿急。我院内科诊断：前列腺肥大。口服非那雄胺及普乐安，并应用抗生素，未收寸效，求助中医治疗。刻诊：尿频、尿急，素觉形寒肢冷、腰膝酸软，舌苔白，质淡

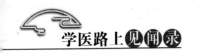

红，脉细。四诊合参，证属：阳虚寒凝，络脉不畅。法以温阳活血，通络开结。方选阳和汤化裁。处方：熟地120g，肉桂6g，麻黄6g，鹿角胶15g，白芥子30g，穿山甲12g，漏芦15g，王不留行15g，水煎服，每日2次，服用15剂，尿频，尿急明显好转，上方中药加桂枝12g以温经通阳。再服10剂，形寒肢冷消失，下肢肿胀已有缓解。

按：患者年老体弱，加之口服大量清热化湿，寒凉之品，乃至脾肾阳虚，寒痰凝滞，阳虚不能化气行水，故见小便不畅，肢肿。寒湿闭阻，阳气不得发越，故见肢冷形寒。应用阳和汤温经通阳，化阴凝，布阳气。故精气四布，水道通调。

二、体会

以上三病，无论咽部角化症、梗阻性脑积水，还是前列腺肥大，都有一个共同特点：阳虚寒凝。阳和汤由熟地、鹿角胶、炮姜、肉桂、白芥子、麻黄、甘草组成，温阳散寒、祛痰通滞，正和其病机，故效果明显。本方配伍严谨有序、用药准确精当，虽出自《外科证治全生集》，治疗阴证疮疡等外科疾病，但宗其意治疗内科杂病，亦能取得相当满意疗效。其中熟地大补阴血为君药，配合血肉有情之品鹿角胶以助之；炮姜、肉桂温中散寒，能入血分；白芥子能祛皮里膜外之痰；麻黄达表，甘草和中，整方补而不滞，温而不烈，能够宣通血脉，散寒祛滞，正如《外科证治全生集》所云："（阴疽）毒痰凝结也，治之之法，非麻黄不能开其腠理，非肉桂、炮姜不能解其寒凝……腠理一开，寒凝一解，气血乃行，毒亦随之消矣。"我们临床上应用阳和汤特别重用熟地滋补阴血、益精填髓，而麻黄则多生用、量小引阳气、开寒结，本方补血药与温阳药合用，辛散药与滋腻之品配伍，宣化寒凝通经络，补养精血扶阳气，使筋骨、肌肉、血脉、皮里膜外凝聚之痰浊尽去。但应用时亦必须注意实热或阴虚有热者禁用。

总之，中医治病须求本，紧抓病机根本，明发病之理，不可拘泥于病、拘泥于方，而且要坚持中医理论指导临床。

（于秀梅，谷右天，丁云东．《四川中医》2010年）

谷越涛应用补中益气汤经验拾萃

谷越涛老师临床辨证应用补中益气汤治疗疑难病症颇有体会，现举验案 3 例如下。

一、糖尿病（消渴）

谷师认为近年来临床之糖尿病患者，特别是老年患者，大多无典型多饮、多食、多尿及形体消瘦之"三多一少"症状，而多形体臃肿肥胖，少气懒言，形疲神倦，心悸脘痞，大便溏薄，小便清长多味，舌淡，质多胖大且润，苔薄白，脉象以虚缓濡为主。此乃素体阳虚，中州失煦；或痼疾日久，长服清热泻火之剂，使中阳受戕，中气虚馁，脾土困顿，健运失权，湿痰中生，致使血糖无以调节利用而积蓄，尿糖无以固摄而外泄。对于此类患者，重点应甘温益气养阳。益气者，益脾气助生化之源以固后天，痰湿得运；养阳者，阳振气化则浊散，血糖得以调节。方选补中益气汤加减常获佳效。

患者女，62 岁，1995 年 11 月 29 日就诊。Ⅱ型糖尿病 3 年，经多方治疗无效。3 年来无明显口渴、多饮症状，身体臃肿肥胖，精神疲惫，常感头晕，气短乏力，少气懒言，活动稍多易出虚汗，手足心热，纳食不香，尿有异味，舌质淡红，体胖有齿痕，苔薄白，脉细数无力。EKg 提示：慢性冠状动脉供血不足；B 超示：脂肪肝；尿糖（2+），血糖 8.3mmol/L。辨证：中阳不足，脾肾亏虚，痰浊湿泛。治宜温养脾肾，补中气，运痰湿。补中益气汤加减：生黄芪 20g，党参 15g，当归 12g，升麻 6g，柴胡 10g，陈皮 10g，白术 10g，茯苓 15g，九节菖蒲 15g，清半夏 10g，枳实 10g，水煎服，每日 1 剂。3 剂后患者气短乏力明显减轻，精神好转，虚汗少，纳增。仍时感头沉不清，舌质淡红，无齿痕，苔薄白，脉细稍弱，尿糖（＋）。嘱上方去升麻，加枸杞子 10g，菊花 10g。继服 7 剂后查尿糖（＋-），血糖 6.3mmol/L，B 超及 EKg 提示脂肪肝和"慢冠"均较明显改善。嘱上方制成水丸，每日 20g，分 3 次服，30 天后复查血糖、尿糖已恢复正常，

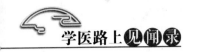

无明显不适症状，随访半年未复发。

二、前列腺肥大（癃闭）

患者男，66岁，1996年3月20日就诊。小便淋漓不畅1年，劳累后加重，小腹下坠，欲溺不行，点滴不爽，平素心慌气短，精神不振，纳食时好时差，近日因外出饮水少及过于劳累上症加重，并伴尿道灼热，尿痛不显，舌质淡红，苔薄黄，脉细沉数。B超示：前列腺肥大；小便常规：白细胞（2+）。证属脾气不足，中气虚弱，排便无力。治宜补益脾土，升清降浊，化气行水。补中益气汤加减：生黄芪20g，白术10g，陈皮10g，升麻6g，柴胡10g，党参10g，当归10g，车前子10g，萹蓄15g，瞿麦15g，甘草6g，水煎服，每日1剂。3剂后复诊，排便较前通畅，已无尿灼热感，尿能成流，仍细涩，小腹坠胀减，神疲乏力较前改善。舌质红，苔薄白，脉沉。续服4剂后诸症好转，小便基本通畅。后改补中益气丸续服30天，病情至今稳定。

谷师认为，本病首先应分辨虚实，从临床看以虚居多。年老之人，肾元素亏，阳气衰微，气血运行不畅；命门火衰，温煦脾土无力，脾虚而中气下陷，不但难以维持正常水液运行，而且肺气亦虚，上焦肺虚宣化无力，由于上窍闭郁而下窍不利，膀胱气化失司，于是形成本病。《景岳全书·癃闭》有"治癃闭当辨其脏气之寒热，若素无内热之气者，是必阳虚无疑也"，并提出治气虚而闭者，要温阳得其化。本患者其病本乃脾肾阳虚，气化无力，虽有尿道灼热，但无尿痛、发热等，应与淋证相鉴别。此为气不行津，水路干涩，湿热黏滞尿道所致，可在调补中气中稍加通利，切忌攻伐。

三、小儿感冒

此类患儿多为感冒后应用大量抗生素或退热药，致病情迁延不愈，精神萎靡，发热自汗，咳嗽，扁桃体肿大等。

患儿男，6岁，1996年3月2日就诊。1周前发热恶寒，咳嗽吐痰，头痛咽痛，鼻塞流清涕，用抗生素后患儿仍持续发热，体温波动在37.5～38.5℃，精神萎靡不振，厌食，咳嗽顿作，汗出溅溅，扁桃体肿大没咽，舌质淡红，苔薄黄，脉弱略数。辨证：脾肺气虚，余毒未解。治宜益气扶阳，解毒祛邪。补中益气汤加减：生黄芪 10g，白术 6g，陈皮 6g，升麻 3g，柴胡 6g，党参 10g，当归 6g，甘草 6g，桔梗 6g，防风 6g，川芎 6g，杏仁 6g，黄芩 6g，每日 1 剂，分 2 次服用，并嘱停用一切抗生素及退热药。2 剂后复诊，患儿体温已复正常，精神、纳食明显好转，扁桃体肿大消失大半，仍少许出汗和咳嗽，舌淡红，苔薄白润，脉较前有力。效不更方，续服 2 剂后患儿痊愈。

谷师认为，小儿为稚阴稚阳之体，脏腑娇嫩，气血未充，肺脾薄弱，卫外不固，这是与成人不同的生理特点。特别是近代，有的小儿或先天不足，或后天失调，父母过于溺爱，进一步造成小儿体质虚弱，易感冒后容易迁延不愈，加之抗菌药物及清热解表等寒凉药的应用，伐正折阳，正气进一步损伤，而余毒并未解除，正气无力托毒外出。只有补益脾肺之气，采用扶正祛邪之法，方可助生发之气，祛毒外出。但需注意的是，小儿脏腑清灵，随拨随应，一要掌握有效剂量，二要中病即止，不可有过。

（金维良.《山东中医杂志》1996 年）

谷越涛运用祛湿法治疗脾胃病经验

谷越涛教授是第三批全国老中医药专家学术经验继承工作指导老师，治疗脾胃病时善用祛湿之法，现结合谷越涛老师治疗的典型病例，将其灵活运用祛湿法的临床经验总结如下。

一、急性糜烂性胃炎

患者某，男，31 岁。因脘痞、纳呆、低热半月余，于 2003 年 8 月 19 日初诊。患者于半个月前因外出淋雨后第 2 天即发热，周身疲乏无力，纳呆，伴鼻塞流涕，遂在当地按感冒治疗，输注头孢噻肟钠及口服感冒灵、APC 等治疗，

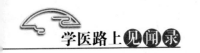

发热好转，但一直未愈，后又服银翘散加味，病情仍未好转。现仍纳呆腹胀，按之作痛，时恶心欲吐，食后更甚，伴低热，午后加重，汗出不畅，头身困重，疲乏无力，口黏不渴，二便调。舌质红苔黄腻，脉滑。查体：目无黄染，上腹轻压痛，肝脾不大，墨菲征（－）；肝、胆、B超及实验室检查未见异常，胃镜示：胃底、体、窦部黏膜多处点片状糜烂及黏膜下出血点，黏膜充血水肿，红白相兼，以红为主。中医辨证为外感湿邪，入里化热，困阻脾胃；西医诊断为：急性糜烂性胃炎。治以芳香化湿、清热运脾，方选三仁汤化裁：杏仁10g，薏苡仁12g，白蔻仁10g，厚朴10g，木通10g，竹叶10g，藿香10g，佩兰12g，黄连10g，半夏10g，栀子10g，甘草6g，水煎服，每日1剂。3天后复诊，发热已退，恶心呕吐消失，仍感脘痞纳呆，神疲乏力，舌质红苔腻，脉滑。上方去藿香、佩兰；加莱菔子15g、大黄炭10g、车前子15g（包煎）。5剂告愈。

按：本例患者外感湿邪，失于治疗，致表邪未解，湿邪入里，困阻脾胃，郁而化热，治疗当以解表化湿、清热运脾为主，方中三仁汤化湿运脾，佐以藿香、佩兰芳香化湿解表，黄连、栀子清热燥湿，使表邪解、湿热祛，诸症得解；复诊时表邪已解，唯湿热不除，故去藿香、佩兰，加莱菔子、大黄以降气泻火，车前子淡渗利尿，使邪有出路，湿祛热清，气机通畅，则诸症自愈。

二、肠易激综合征

患者某，女，45岁。因腹泻10余年于2003年9月9日来诊。曾多方医治，服四神丸、理中汤、痛泻要方等效欠佳。刻诊：晨起前必发腹痛，痛则即泻，食后亦泻，泻后痛减，大便溏薄，每日4～5次，常因精神刺激或饮食不节而加重，伴嗳气脘痞，腹胀不适，口苦而黏，纳尚可，小便调，形体未见明显消瘦，舌质红苔白厚，脉滑。西医诊为肠易激综合征（腹泻型）；中医辨证为湿热困脾，脾失健运。治以清热燥湿、健脾止泻。方选平胃散化裁：苍术10g，陈皮10g，厚朴10g，山药15g，黄连10g，茯苓15g，白术10g，防风10g，栀子10g，白芍15g，甘草6g，水煎服7剂。2003年9月16日复诊：药后诸症明显减轻，晨起泄泻消失，大便仍2～3次，黏滞不爽，纳可，舌质红苔薄白，脉滑有力。于上方中去山药，加麦芽 12g、炒莱菔子 15g、槟榔 12g，水煎服 5 剂。再诊时诸症消失。舌质淡红苔薄白，脉缓。给予参苓白术散调理月余而愈。

按：本例即所谓"五更泻"，医家多从脾肾阳虚及肝气乘脾论治。谷越涛老师认为：五更泻是腹泻的一种特殊症状，在辨证时不能以"五更"这一时间作为唯一的辨证依据，而应依某一阶段的症状群进行辨证，只有这样，才能体现中医辨证精髓所在。从本例来看，单纯依"五更泻"即认为是脾肾阳虚而施温肾健脾止泻之法，这是不符合辨证论治规律的。对于以特殊症状命名的病证，还应四诊合参，辨证求因，进而审因论治，达到治病求本之目的。

三、慢性浅表性胃炎

患者某，女，65 岁。纳呆、脘痞 6 年，加重 2 个月，于 2005 年 3 月 9 日来诊。患者于 6 年前无明显诱因出现纳呆、脘痞，曾先后多方求治，行胃镜、B 超等检查，诊为慢性浅表性胃炎，给予抗 Hp、抑酸及胃动力药，效果不显，后复服中药 200 余剂无效，现仍感胃脘痞满，进食后更甚，纳呆厌食，每于生气或进油腻之物而加重，伴有嗳腐酸臭，口干口臭，口苦乏味，大便干，3 ~ 4 日 1 次，甚则 7 ~ 8 日 1 行，小便黄赤，舌质暗红苔黄厚而腻，脉弦滑。查体见上腹部轻压痛，肝脾不大，墨菲征（－），胃镜提示浅表性胃炎，Hp 试验（＋）。中医辨证为湿热中阻，治以清热化湿、健胃和中，方选平胃散合泻心汤加味：苍术 10g，半夏 10g，厚朴 10g，枳实 10g，黄连 10g，黄芩 12g，大黄 10g，槟榔 15g，莱菔子 15g，青皮 10g，佛手 10g。水煎服日 1 剂。7 剂后大便通畅，脘痞减轻。舌苔转薄，脉滑。二诊去大黄继服，再进 7 剂，诸症明显减轻，后以上方随症加减治疗 1 个月，复查胃镜，示浅表性胃炎，Hp（－）。至今未复发。

按：谷越涛老师在治疗慢性浅表性胃炎时，常以清中化湿之法。认为湿热中阻是其常见病理机制，故独创清中化湿丸治疗此类病证，收到良好效果。西医认为 Hp 感染是慢性胃炎的主要致病因素。现代研究表明，Hp 感染与脾胃湿热有关，据报道黄连、黄芩、槟榔、大黄等有抗 Hp 作用，而行气导滞药又有加强胃蠕动作用，这对消除胃黏膜炎症、改善临床症状起到了至关重要的作用。

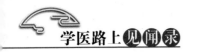

四、慢性萎缩性胃炎

患者某，男，72 岁。胃脘部隐痛反复发作 20 余年，加重 1 年余，于 2005 年 10 月 9 日初诊。20 余年前患者出现胃脘部疼痛不适，后被诊为"慢性肥厚性胃炎"，服用多种中西药物，病情时轻时重，于 1 年前加重。刻诊：脘腹隐痛，时有痞满，喜温喜按，得冷则重，纳呆乏力，口淡乏味，大便溏薄，3～5 日 1 次，舌质暗红有瘀斑苔白略厚，脉沉。胃镜见：胃窦部黏膜红白相兼，以白为主，可见血管网，黏膜表面可见颗粒状隆起。病理示萎缩性胃炎。中医辨证为脾胃虚寒，寒湿困脾，兼瘀血阻络。治以温阳健脾、化湿通络。方选黄芪建中汤加味：黄芪 15g，桂枝 10g，白芍 15g，甘草 10g，延胡索 10g，砂仁 6g，苍术 10g，厚朴 10g，丹参 15g，焦山楂 12g，蒲黄 10g（包煎），五灵脂 6g。水煎服日 1 剂。服上方 15 剂后疼痛渐轻。仍纳呆脘痞，多食则饱胀，口淡乏味，大便溏，舌暗红苔厚，脉沉。于上方中加白术 12g，茯苓 12g，陈皮 10g，水煎服。1 个月后疼痛消失，食欲增加。后以上方随症加减，治疗近半年，病情稳定，观察至今病情无反复。

按：慢性萎缩性胃炎多从阴虚论治，而本例为脾胃虚寒，水湿困脾，致使缠绵难愈，久病入络，瘀血阻滞，故其治当以温中健脾、祛湿通络为主，方中黄芪甘温健脾，苍术、厚朴、砂仁化湿醒脾和胃，丹参、蒲黄、五灵脂活血通络，使脾阳得温，水湿得化，瘀血得祛，则病自愈。

总之，无论外湿、内湿，都与脾之运化失职关系密切。而大多脾胃病与湿有关。究其成因，或外感湿邪，湿从其类，困阻脾土；或饮食不节，恣嗜冷饮、辛辣醇酒厚味；或七情内伤、劳逸过度、久病重病、用药不当、素体脾虚等，损伤脾胃，健运失职，湿浊内生，进而阻碍气机而变生诸症，诸如呕吐、泄泻、胃痛、痞满、嘈杂、反酸、积聚、痢疾、呕血、便血、黄疸、鼓胀、反胃、呃逆等均与湿浊有关。湿浊即生，或寒化而困脾，或热化而中阻，或寒热错杂交阻脾胃；或日久损伤脾阳致脾胃虚寒；或湿热中阻，久则耗气伤阴而成虚实夹杂之证；或阻碍气机，久则脉络瘀阻；或聚湿生痰变生他病。临证时，应首辨标本，其本在脾，其标为湿；次辨寒热；再辨兼杂。在治疗原则上，谷越涛老师特别强调：应根据标本缓急，急则治标，缓则治本。在治法上，根据脾之虚实、湿之寒热而分别采用清热燥湿、温化寒湿、芳香化湿醒脾等治法；根据兼夹症状，健脾祛湿时，佐以畅通气机、活血通络、益气养阴、温阳散寒、行气消导等。谷越涛老师常用祛湿药有：苍术、厚朴、藿香、佩兰、白豆蔻、茯苓、白术、黄连、黄芩、栀子、半夏、黄柏、薏苡仁、泽泻、车前子、砂仁、滑石、茵陈、虎杖、金钱草、龙胆草、苦参、秦皮、猪苓、桂枝、白扁豆等。常用方剂：三仁汤、甘露消毒丹、平胃散、二陈汤、白头翁汤、茵陈蒿汤等。然祛湿之品，多为芳香苦温或苦寒之剂，过用则易败胃伤阴，或耗气伤阳，在治疗过程中应中病即止，以防变生他病；湿邪致病，往往缠绵难愈，故在治疗时不应贪求急功，对于湿热兼有阴虚者，更应考虑孰轻孰重，而分别治之。

（刘红书，张林.《山东中医杂志》2007 年）

谷越涛治疗痹证经验

谷越涛主任医师从医已逾 40 载，在运用中医药治疗疑难病方面积累了丰富的临床经验。在此对其治疗痹证的临床经验作一阐述。

一、临床经验

谷老师认为，痹证的病机复杂，对其治疗应明辨虚实、寒热。对虚实的辨别当从邪正标本缓急、病程新久着眼。新病以邪实为主，当以祛邪治标为先；久病正虚，气血、肝肾亏虚，当注重补虚培本。痹证急性期、活动期多实证、热证，慢性期多虚症、寒证。虚证中以虚寒证多见，虚热证少；实证中湿热证多见，寒实证少。常分为以下 5 个证型论治。

1. 湿热痹阻 关节或肌肉局部红肿、灼热、疼痛、有重着感，伴有发热、口渴不欲饮，尿黄赤，舌质红、苔黄腻，脉濡数或滑数。见于痹证急性活动期，

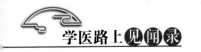

治宜清热利湿、宣痹通络，方用四妙散化裁。常用药物有：苍术、黄柏、川牛膝、薏苡仁。对于湿重于热者，加茯苓、泽泻、猪苓、土茯苓、海桐皮渗湿消肿、通利关节；热毒偏盛者，加赤芍、牡丹皮、栀子清热泻火、凉血解毒；湿热毒瘀并见者则凉血活血药并用，加赤芍、牡丹皮、栀子、地龙、桃仁、红花、没药、五灵脂；湿热在上肢者，用羌活、桑枝、忍冬藤；在下肢者，用独活、木瓜、虎杖；手足小关节疼痛，加土贝母、漏芦；踝关节肿痛，加土茯苓、钻地风；膝关节肿胀者，加防己、猪苓。

2. 风寒湿阻　肢体关节冷痛、重着、屈伸不利，恶风怕冷，遇寒痛增，得热痛减，阴雨天加重，手足苍白逆冷、面色少华，舌质淡、苔白腻，脉沉细涩。治应以温经散寒、养血通脉为法，方用当归四逆汤化裁。常用药物有：当归、桂枝、细辛、白芍、通草、甘草、大枣、生姜、制附子。寒邪偏盛者重用制附子；风邪偏盛者加羌活、防风；湿邪偏盛者加苍术、薏苡仁；气虚者加党参、黄芪；血瘀络痹、肢体肌肤麻木者，加川芎、片姜黄、鸡血藤。病在上肢加片姜黄、海桐皮；病在下肢加牛膝、独活。

3. 肝脾失和　本型病机特点为气机郁滞，里热外寒。主要表现为关节、肌肉疼痛或轻或重，或窜痛，四肢恶寒、发冷，伴有心烦、易怒、胁痛、失眠、每于精神紧张时则腹泻，舌质淡红、苔薄白，脉弦。气机不利，阻于经络，脉络不通则关节、肌肉疼痛；阳气郁遏于里，不得达于四肢，故恶寒肢冷。治以疏肝理气，方用四逆散化裁。常用药物有：柴胡、白芍、枳实、延胡索、香附、甘草。若筋急挛痛者重用白芍，并加伸筋草；上肢痛加桑枝、桂枝；下肢疼痛加川牛膝、木瓜；脊背痛加葛根；失眠加夜交藤、合欢花；腹泻者加白术。若日久肝脾失调，痰湿阻滞，则表现为关节疼痛、肿大甚至强直畸形，屈伸不利，阴天、恼怒时肿痛加重，伴有胸闷、胸胁疼痛，或有闷咳，舌质暗、舌苔白厚，脉弦滑。治以理气化痰和络，方用四逆散合温胆汤化裁。常用药物有：柴胡、茯苓、半夏、陈皮、枳实、竹茹、白芍、香附、桃仁、红花、甘草。肿痛变形明显者可加露蜂房、白芥子；气虚加黄芪；血虚加白芍、熟地黄。临床需注意患者正气盛衰，不可一味化痰祛瘀。

4. 肝肾亏虚 肢体关节疼痛、屈伸不利，麻木，腰膝酸软隐痛，头晕，目眩，耳鸣，疲乏无力。偏阳虚者，则见畏寒肢冷，遇寒痛剧，得热痛减，尿频清长，舌淡苔薄，脉沉细；偏阴虚者，则见低热心烦不寐，咽干唇燥，舌红少苔，脉细数。治宜补益肝肾、强筋壮骨。辨证用药：肾阳虚者，宜温补肾阳、壮骨强筋、蠲痹止痛，方用二仙汤化裁。常用药物有：仙茅、淫羊藿、巴戟天、续断、狗脊。肝肾阴虚者，治宜滋补肝肾、强筋健骨、逐瘀通络，方用左归丸化裁。常用药物有：熟地黄、山药、山茱萸、沙苑子、菟丝子、枸杞子、川牛膝、鹿角霜、续断、狗脊。

5. 瘀血痹阻 主要表现为肌肉、关节刺痛，痛处固定不移，久痛不已，痛处拒按，局部肿胀，可有瘀斑或硬结，舌质暗紫或有瘀斑，脉细涩或沉涩。女性患者多有月经失调的表现。血瘀证候可单独出现，也可与风寒湿热毒、痰浊、气血阴阳亏虚证候兼夹出现。可见于痹证的中晚期，也可见于痹证的早期。治宜活血化瘀、舒筋通络，方用身痛逐瘀汤化裁。常用药物有：桃仁、红花、当归、川芎、秦艽、羌活、川牛膝、地龙、五灵脂、香附、甘草、没药。兼有热毒者，可加用赤芍、生地黄、玄参、金银花、板蓝根清热解毒、凉血活血；兼有水湿者，加泽兰、路路通活血利水；兼有气虚者，加黄芪、党参；兼有血虚者，加鸡血藤、丹参、益母草养血活血；兼有阴虚者，加用赤芍、玄参、丹参、石斛养阴活血。

二、临证思路

1. 强调整体观念，注重脏腑辨证 谷老师在痹证的辨证治疗中强调整体观念与脏腑辨证的重要性。从病因病机分析，痹证的形成是内外因素共同作用的结果。自然界中的风寒湿热之邪是诱发因素，人的精神心理的异常变化是导致脏腑失和的重要因素，而脏腑功能失调又是痹证形成与病理转化的决定因素，其中与肝脾肾三脏关系尤为密切。如肝失疏泄、脾失健运则气血津液运行不畅、内外湿邪相合，致经脉闭阻；肝肾亏虚则肝不荣筋、肾不主骨，同气相求则风伤筋、寒伤骨、湿困肌肉，发为痹证。同时强调治疗的个体化，根据辨证结果，或疏肝健脾、或补益肝肾或益气养血或理气活血。

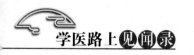

2. 急性期，截断病邪重防变　对于免疫性关节炎如类风湿关节炎、强直性脊柱炎,急性期主要表现为肢体关节肿痛灼热较为剧烈的实热之证。谷老师认为,治疗应以祛邪通络为先。根据辨证,给以相应治法。或治以清热解毒或治以利湿消肿或治以疏肝理气通阳开闭或治以凉血活血, 及时缓解疼痛、消除肿胀, 以防关节病变进一步发展。

3. 缓解期，扶正通络补肝肾　痹证发生与肝肾不足密切相关,久痹又可加重肝肾气血损伤;同时, 久病入络, 络脉不通。因此, 缓解期的治疗应以扶正补虚、通畅络脉为治则, 宜攻补兼施, 其治法为补肝肾、益气血, 佐以活血通络。

4. 活血化瘀，贯穿始终　气血凝涩不通是痹证疼痛的根本原因。瘀血阻络贯穿疾病全程, 而不是久病才可导致。只是在不同的病理阶段, 瘀血的轻重程度不同而已。谷老师主张全程均可酌情运用活血化瘀药物。根据辨证之不同, 或凉血解毒化瘀, 或温经养血活血, 或益气活血, 或利水化瘀, 或温肾活血。

三、验案举例

例1：韩某，女，44 岁，2003 年 5 月 13 日初诊。20 天前因感受潮湿致四肢大小关节疼痛,且疼痛部位不固定。服用英太青治疗后,出现面部浮肿,遂停药。目前患者仍然面部浮肿, 双踝关节疼痛, 双手指关节肿胀疼痛, 无灼热感。小腿肌肉疼痛。纳差、脘痞, 二便调, 舌质红、苔黄厚, 脉弦。实验室检查: 类风湿因子 28 U/ml; 血沉 18 mm/h。辨证为湿热痹阻, 湿重于热。治以化湿、通络、清热之法, 处方: 苍术 10 g, 黄柏 10 g, 川牛膝 25 g, 薏苡仁 30 g, 地龙 10 g, 茯苓 20 g, 猪苓 10 g, 泽泻 10 g。7 剂水煎服, 每日 1 剂。7 日后复诊, 膝关节疼痛明显减轻, 踝关节疼痛消失, 手指肿胀减轻, 面部仍浮肿, 舌苔黄, 脉弦。上方继服 7 剂。三诊: 诸关节疼痛、面部浮肿及小腿肌肉疼痛消失。舌苔薄黄腻, 脉弦。上方改苍术 12 g 以增化湿之力, 继服 7 剂善后。

例2：马某，女，58 岁，2006 年 3 月 3 日初诊。1 年前开始出现四肢多关节疼痛,以右侧肢体为甚,有晨僵感。应用雷公藤片等药物治疗效果不明显。目前患者感双膝关节疼痛肿胀, 腕、指关节肿胀, 晨起时明显, 心烦时右侧肢体疼痛明显，口干，大便干，舌质红、苔薄白，脉弦数。实验室检查：类风湿因子 328 U/ml，血沉 90 mm/h。中医诊断：痹证，经络气机不利。西医诊断：类风湿关节炎。治以疏肝理气通络之法，处方：柴胡 15 g，白芍 30 g，枳实 12 g，川牛膝 30 g，甘草 10 g，郁李仁 12 g。4 剂水煎服，每日 1 剂。4 剂后复诊：诸关节疼痛减轻，关节肿胀消失，疼痛消失，口苦，大便调，舌质淡红、苔薄白，脉弦。再给上方 7 剂继服，以巩固疗效。

（谷万里，张梅红.《中医杂志》2008 年）

谷越涛治疗汗证经验撷菁

谷越涛主任医师擅长内科疑难杂病的辨证治疗，今采撷其治疗汗证的临床验案 4 则，以飨同道。

一、背部自汗

李某，女，65 岁。1993 年 2 月 26 日初诊。背部汗出如水 20 余年，每当进食或稍劳累即汗流浃背，汗出后恶风，须用手绢塞紧衣领挡风。近来胸脘痞满，食欲不振，口干苦，心烦，两耳时如蝉鸣。舌质稍红、苔黄厚，脉弦滑略数。辨证为痰热内郁、胆火上炎，治当清胆、解郁、化痰。药用温胆汤加减：半夏、陈皮、栀子、竹茹、黄芩各 10 g，枳实、石菖蒲、厚朴各 12 g，茯苓、石决明各 20 g，甘草 6 g。水煎服，每日 1 剂。服 4 剂后复诊，背汗大减，仅出微汗，恶风不显，其他症状均减轻。守上方继服 7 剂后，诸症均消而愈。

按：明皇甫中《明医指掌》中说"痰证津津常夹背"，指出痰邪是汗证的致病因素之一。谷师认为，该患者虽背部自汗多年，但有痞满、口苦、心烦、耳鸣等症，是少阳胆火挟痰浊内郁，升发外达受挫所致，故不可按常规应用补益、收敛之剂，而只宜清解，否则必使郁滞更重。背为阳，胆火内郁，同气相求，则郁蒸而背部汗出。劳则阳气外达，食则生湿助热，故劳累或进食则汗出如水。

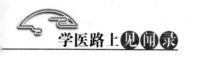

汗出后恶风，并非阳气虚弱使然，而是阳气为痰浊郁阻于里，失于卫外所致。汗为标，痰为本，治疗应清胆化痰解郁，以温胆汤为主，使痰郁消除，阳气宣通，诸症自除。

二、上身自汗

王某，女，53岁。1994年3月13日初诊。4年前出现每至黎明时寐差，鼻尖汗出。近2年逐渐发展至白天亦时时汗出，每日达20余次。先感头面发热，随即汗出，渐至躯干，汗出淋漓，汗后身冷，膝以下无汗，常感足冷，伴面赤、身热、喜冷、心烦、失眠。舌质红绛、苔薄白，脉沉弦细。辨证为血分郁热，治当凉血透热。药用犀角地黄汤合导赤散加减：生地20g，牡丹皮、玄参各12g，赤芍、莲子心各10g，紫草15g，木通、竹叶、五味子、甘草各6g。水煎服，每日1剂。3月17日复诊，告服上药2剂后汗出明显减少，且出汗次数、持续时间均减，睡眠转佳，胸部汗出，仍有发热、心烦，舌质已不若前红绛，脉沉弦细略数。予上方加连翘10g，以增强透热转气之功。又服6剂后，上身自汗得止，余症亦除。

按：谷师临证注重舌象，合参脉症，抓住主证，分析病机。患者血分内有郁热，蒸液外泄而作汗，故汗前身热，汗后邪热暂得外泄则身冷。热郁于上则仅上身自汗，且见面赤身热喜冷，心烦失眠等症。热郁于上，阳气下达受碍，则膝下无汗，常感足冷。谷师治法妙在用犀角地黄汤凉血透热使郁热外达的同时，抓住病机，合用导赤散，因势利导，引热下行，使热下行而阳气亦随之下行，起到意想不到的效果，其辨证思路别具特色。

三、阳虚盗汗

李某，女，40岁。1995年8月2日初诊。引产20天后出现盗汗，汗出如洗，醒后汗止，伴头晕、胸闷、纳少乏力，畏寒，背部及膝以下凉感明显，膝软无力。舌质淡、苔白，脉细。辨证为阳气亏虚、营卫失和，治当温阳益气、调和营卫。药用桂枝加附子汤：桂枝10g，芍药12g，制附子8g，炙甘草6g，生姜3片，大枣 4 枚。水煎服，每日 1 剂。服 1 剂后盗汗即大减，共服 4 剂获愈。

按：谷师认为盗汗也有阴虚和阳虚两个方面，只是阳虚盗汗临床较为少见，易被忽视。《景岳全书·汗证》中早就提出："自汗、盗汗亦各有阴阳之证，不得谓自汗必属阳虚，盗汗必属阴虚也。"患者引产后正气耗伤，化源不足则阳气衰弱，不能敛阴，且气血亏虚，营卫失和，入夜卫阳之气不能入营，均使汗液妄泄而盗汗作矣。治疗时运用桂枝汤调和营卫，加制附子温阳，使阳气充盛，营卫得和，盗汗自止，畏寒、膝软、头晕、乏力等症亦消。

四、湿热盗汗

孟某，男，48 岁。1995 年 3 月 6 日初诊。近 4 个月来在无明显诱因出现盗汗，每夜卧脱衣后即感身热，睡后盗汗甚多，常因汗多而醒，醒后得凉则汗渐止。多年来早晨起床时恶心，自盗汗后感白天身恶寒，肢冷，心烦，头目昏沉，口干不欲饮，胃脘痞满，纳差，尿赤。舌质略红、苔黄厚腻，脉弦数略沉。理化检查均未见异常。辨证为三焦湿热蕴蒸，治当清透三焦湿热。药用蒿芩清胆汤：青蒿 15g，黄芩、枳实、竹茹、清半夏、陈皮各 10g，茯苓、滑石各 20g，青黛 1g，甘草 5g。水煎服，每日 1 剂。服 2 剂后复诊，述夜卧时未感身热，盗汗减少，寐差，余症同前。予上方加栀子 10g，以清热除烦。3 月 12 日三诊，盗汗大减，唯心前区少许汗出，晨起床时仍恶心。上方加苍术 10g，麦芽、谷芽各 12g，以燥湿健脾和胃。又服 3 剂后盗汗消失，恶心未作。

按：谷师临床善于灵活运用蒿芩清胆汤，屡起沉疴。认为该方具有清胆利湿、和胃化痰、和解少阳、疏通三焦气机的功效。湿为阴邪，与热相合，蕴于三焦，夜入阴分蒸液作汗。湿热蕴于上焦则头昏、口干不欲饮；蕴于中焦则纳呆、脘痞；蕴于下焦则见尿赤。临证凡见上述症状，参以舌脉，即可辨证为三焦湿热。用蒿芩清胆汤清透湿热可兼顾三焦，避免湿热留恋，故能取得良效。

（谷万里，张梅红.《浙江中医杂志》1996 年）

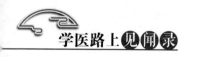

谷越涛治疗强直性脊柱炎经验

聊城市中医院主任医师谷越涛是山东省名老中医，被指定为全国第三批老中医学术经验继承人指导老师，从医近四十载，学验俱丰，精于医理，专于实践，擅长内科疑难杂病的中医治疗，对强直性脊柱炎的治疗有其独到见解。笔者有幸跟师学习，聆听教诲，现将谷师治疗强直性脊柱炎经验披陈如下。

一、病因病机认识

强直性脊柱炎相当于中医学的脊痹、骨痹、肾痹等。就其病理性质而言，多数医家认为本病属本虚标实，外感风寒湿热为标，肾督亏损为本。谷师指出本病基本病理变化为：外感风寒湿为因，湿热瘀阻兼肾督虚损为果。临证需针对不同时期病理特点选方用药。

强直性脊柱炎多发于青少年时期，先天禀赋不足、肾气亏虚、骨失荣养，致使骨质脆弱、卫外不固，风寒湿邪乘虚侵入，注入经络，流于关节，使气血郁痹而发病。湿性黏滞，诸邪不能外散，阳气郁痹日久，"风变为火，寒为热，湿变为痰"，郁而化热，变生热毒，阻滞血脉，流注关节而发湿热痹。邪热痹阻关节经络，热灼伤津，津液耗伤，可致阴虚血热；热伤阴津、血脉干涩可导致血瘀。湿热瘀互结影响气血运行则瘀血加重，反之瘀血又进一步阻遏气机，使气机不畅，气不化津而反成湿，湿热交织终致湿热毒瘀痹阻经络骨节、着于肾督。随着病情发展，气血耗伤、肝肾亏虚、肾虚髓空，正虚邪恋，致使病情缠绵反复。病久阴损及阳，肾阳衰微，真气衰弱，髓不能充，筋骨失养，风寒湿邪瘀滞督脉渐致脊柱弯曲或僵直，关节畸形，甚则"尻以代踵，脊以代头"的尪痹之证。由此可见，本病活动期主要证候特点为湿热瘀阻，阴虚血热；中晚期主要证候特点为瘀血阻督，阳虚寒凝。

二、主要治法

1. 清热化湿法　适用于强直性脊柱炎的活动期累及外周关节，辨证属湿热瘀阻者。主要临床表现为：双侧或单侧髋、膝、踝关节疼痛、肿胀、灼热，有胶着感，周身沉重不适，长期低热，大便黏滞不爽，尿黄赤，舌质红、苔黄腻，脉滑数。治宜清热解毒利湿，方用脊痹1号方（经验方）：苍术12g，薏苡仁、土茯苓、猪苓、独活、赤芍、红藤、白花蛇舌草、川牛膝各20g，防己10g。

2. 滋阴凉血法　适用于强直性脊柱炎活动期，辨证属阴虚血热者。主要临床表现为：双侧或单侧骶髂关节、髋关节疼痛剧烈，脊柱僵硬不适，转侧困难，低热盗汗，五心烦热，大便干结，尿黄赤，舌质红或红绛，舌苔薄少，脉细数。治宜滋阴凉血清热，方用脊痹2号方（经验方）：葛根、赤芍、白花蛇舌草、独活、川牛膝、石斛各20g，生地、牡丹皮、红藤、羌活、青蒿、秦艽各15g，川芎10g。

3. 活血化瘀法　适用于强直性脊柱炎中晚期，辨证属瘀血阻督者。主要临床表现为：颈部、背部、腰部僵硬疼痛，转侧不利，夜间痛剧，活动后疼痛减轻，脊柱活动轻度受限，舌质暗红，舌下脉络迂曲，脉沉细涩。治宜活血化瘀、通督止痛，方用脊痹3号方（经验方）：当归、川芎、桃仁、红花、五灵脂、秦艽、甘草各10g，羌活15g，独活、葛根、赤芍、白芍、川牛膝各20g。

4. 温肾通督法　适用于强直性脊柱炎中晚期，辨证属阳虚寒凝血瘀者。主要临床表现为：腰部、背部疼痛，畏寒怕冷，遇寒痛剧，得温痛减，脊背僵硬，活动明显受限。舌质黯淡，舌苔薄白，脉沉弦涩。治宜温肾强督、活血逐瘀，方用脊痹4号方（经验方）：桑寄生、赤芍、白芍、独活各20g，川续断、狗脊、淫羊藿、羌活各15g，熟附子、桃仁、红花、土鳖虫、鹿角胶各10g，水蛭6g。

三、心得体会

1. 控制活动期，先治其标　强直性脊柱炎活动期的病理关键在于标实，即湿热毒邪瘀滞，主要表现为外周关节肿胀热痛等肌腱附着端炎症，同时伴有发热、

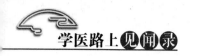

血沉增快、C-反应蛋白增高等全身性炎症反应。治疗以清热解毒利湿为主治其标，待关节肿胀消失、疼痛减轻，方可加用滋补肝肾药物以治其本。

2. 正确处理湿热证与阴虚证的关系　湿热证是由于外感风寒湿之邪郁而化热所致，湿热之邪可进一步伤阴灼津，形成湿热与阴虚互见的局面。因此，需正确处理湿热证与阴虚证的关系，清热解毒利湿为祛邪之法，滋阴乃扶正之举，扶正祛邪并用，以祛邪为主方为良策。

3. 活血化瘀贯穿治疗过程　风寒湿邪侵袭人体是引起气血凝滞的主要原因，而气血凝滞、闭塞瘀阻是痹证的主要病理机制，对于脊痹也不例外，瘀血是作为一种继发致病因素而存在的。不管证属何种类型，均存在不同程度的瘀血，故宣通气血、疏通经络实为治疗痹证大法。在本病治疗过程中，使用活血药有两方面的意义：病轻病程短、瘀尚未形成者，意在活血行血，使局部气血流通，不给外邪立足之地；病久瘀血已成者，意在活血逐瘀。但针对不同证型，应选用不同的活血药物。对于湿热瘀阻和阴虚血热者，宜加用凉血活血药，如牡丹皮、赤芍等；而寒凝血瘀者则加用温经活血药，如当归、川芎、桂枝等。

4. 疼痛的辨证、辨病位用药　痹痛应针对不同病机特点辨证选药。热毒壅滞致痛者重用白花蛇舌草、红藤清热解毒消肿止痛；阴津亏虚、骨失荣养者重用养阴甘缓止痛的芍药甘草汤；因瘀致痛者重用水蛭、红花活血止痛；气滞而痛者重用香附、延胡索；顽痹久痛者重用搜风通络止痛的土鳖虫、蜈蚣。针对不同的痹痛部位，用药也有区别。痹痛累及颈椎者加葛根、赤芍、白芍；痹痛累及胸锁、胸肋关节者加用香附、枳壳；脊背僵直疼痛者加片姜黄、蜈蚣；腰部僵硬疼痛、俯仰受限者加补骨脂、蜂房；髋关节疼痛、屈伸不利者加伸筋草、威灵仙、泽兰；足跟疼痛者加钻地风、皂刺。

5. 用药当注意顾护脾胃　由于多数强直性脊柱炎患者就诊前因为长期服用非甾体消炎药或免疫抑制剂，出现了胃肠反应。故在中药治疗时，须注意顾护脾胃，使患者能长期服药，提高疗效。清热解毒药物性多苦寒，有寒凉败胃之弊。清热解毒药的选择以甘寒或苦而微寒之品为宜，慎用黄连、黄柏、苦参等苦寒直折之品；在配方时，当注意寒温同用，在大剂清热药中使用少量温热之品，制约苦寒之性以顾护胃气，如干姜、吴茱萸等。脾胃虚弱者可加用党参、黄芪、白术、扁豆等健脾和胃药物。

四、病案举例

谢某，男性，27岁，2002年10月29日初诊。腰部疼痛反复发作9年，加重1个月。目前患者腰部酸痛僵硬、畏寒怕冷，颈部疼痛、转动不利，夜间颈、腰部疼痛加重，翻身困难，阴雨天症状明显；双下肢不温。舌质淡红，舌苔白腻，舌下脉络迂曲，脉弦涩。骨盆正位X线拍片示：双侧骶髂关节模糊、硬化，有囊状破坏。西医诊断为强直性脊柱炎；中医诊断为脊痹，辨证属肾督亏虚，寒湿瘀血阻滞。治拟温补肾督，活血通络。处方：熟地、淫羊藿、仙茅、当归、羌活、桃仁、红花、五灵脂、没药、香附、桂枝各10g，熟附子、鹿角霜各15g，川牛膝20g，秦艽12g。水煎服，每日1剂。服药2个月，颈、腰部疼痛、僵硬感明显减轻。继续以本方化裁，连服4个月，诸症消失，至今未复发。

（张梅红，谷万里，于秀梅，等.《四川中医》2004年）

谷越涛治疗胃食管反流病经验

谷越涛主任医师在治疗胃食管反流病（gastroesophageal reflux disease，GERD）时，以胃气上逆立论，采用辨证分型论治方法，每收良效，现总结如下。

一、痰（湿）热中阻，胃失和降

症见：胸脘满闷，或硬满疼痛，泛吐酸水痰涎，心下灼热，纳谷不香，口苦而黏，渴不欲饮，大便溏而不爽，或便秘而干，舌质红苔黄厚腻，脉滑有力。多因饮食不节、嗜食肥甘厚腻、饮酒过多，损伤脾胃，致痰湿内生，郁而化热，痰（湿）热互结，阻于胃脘，胃失和降而致。治宜清热化痰燥湿，和胃降逆。常用方：苍术10g，茯苓10g，陈皮10g，清半夏10g，黄芩10g，栀子10g，

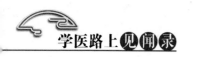

莱菔子 15g，麦芽 12g，甘草 6g。水煎服，每日 1 剂。

病案举例：女，42 岁，农民。因嘈杂、胸骨后疼痛反复发作 5～6 年，加重 1 年，于 2003 年 1 月 7 日初诊。患者曾服抑酸药雷尼替丁、法莫替丁、奥美拉唑及胃动力药西沙比利等有效，但停药后多则 2 个月，少则 1 周即复发，且于 1 年前加重。刻诊：嘈杂泛酸，食后泛酸加重，进食稍热饮食及吞咽时即感胸骨后灼热疼痛，伴脘闷纳呆，口苦而黏，渴欲冷饮，大便秘结，3～4 天 1 次，舌质红体胖大有齿痕，苔黄厚腻，脉滑有力。胃镜示：距贲门 2～3cm 处见多处黏膜糜烂，但未融合成片。活检示：食管炎症性改变。给予上方加瓜蒌 15g，连服 15 剂病情减轻，再服 30 剂诸症消失。继以香砂六君子汤调理月余，3 个月后复查胃镜见食管黏膜愈合，随访至今未复发。

二、食滞胃脘，胃气上逆

症见：嗳腐食臭，吞酸嘈杂，脘腹胀满，食少乏味，食后诸症加重，苔厚而腐垢，脉多弦滑。多因饥饱失常，食滞不化，积于胃腑，胃气失和而成。治宜消食导滞，和胃降逆。常用方：木香 10g，槟榔 15g，青皮 10g，陈皮 10g，黄连 5g，莪术 10g，香附 10g，炒麦芽 15g，莱菔子 15g，半夏 10g。水煎服，每日 1 剂。

病案举例：男，56 岁，2003 年 3 月 14 日初诊。1 年前因酒后进食过多而致脘腹胀满，恶心呕吐。半个月后出现泛酸嘈杂，经胃镜检查诊为"浅表性胃炎""食管炎"。先后服用庆大霉素、阿莫西林及雷尼替丁（反复间断使用近 9 个月），病情无明显好转遂来诊。

刻诊：泛酸嗳腐，胃脘灼热，时有疼痛，经常反流不消化食物，进食略多则上症加重，脘腹痞满，舌质红苔白厚微黄，脉滑实。钡餐见贲门有钡剂反流，胃内大量潴留液。食管滴酸试验阳性。给上方加生姜 4 片。21 剂后诸症若失，唯感纳少便溏，继以上方加茯苓 25g、白术 12g 治疗半个月而愈，至今未发。

三、肝郁化火，横逆犯胃

症见：脘胁胀满，或攻撑作痛，嗳气泛酸，心烦易怒，或咽部梗塞感，嗳气后诸症略减，舌红苔黄，脉弦有力。多因情志不遂，肝气不疏，郁而化火，横逆犯胃，致胃气失和而成。治以疏肝解郁，和胃降逆。常用方：柴胡12g，枳实10g，白芍12g，栀子10g，牡丹皮10g，半夏10g，香附10g，莱菔子12g，陈皮10g，甘草10g，麦芽12g。水煎服，每日1剂。

病案举例：女，48岁，工人。因嘈杂5～6年，复发3个月于2003年3月4日初诊。曾在外院经胃镜检查诊为"反流性食管炎"，服达喜治疗1个月症状暂时缓解，停药即发。现症见胃脘及胸骨后烧灼感，伴嗳气频繁，脘胁胀满，泛吐酸水，生气后诸症加重，咽部异物感，咯之不出，咽之不下，寐后常因泛酸而致醒，口苦口干，纳差，大便秘结，3～4天1次。舌红苔黄，脉弦。胃镜见食管下段黏膜片状糜烂。于上方加瓜蒌15g、紫苏叶10g，水煎服，每日1剂。24剂后反流症状消失，再给平胃散加减治疗月余告愈。至今未发。

四、脾胃虚弱，升降失调

症见：泛吐清水痰涎，脘腹不适，或隐隐作痛，喜温喜按，面色萎黄，食少纳呆，倦怠乏力，舌质淡苔白，脉沉无力。多见于素体虚弱，劳倦过度，或久病不愈，过用寒凉，致脾胃虚弱，升降失调。治以健脾益气、和胃降逆为主。常用方：党参12g，白术10g，茯苓20g，陈皮10g，半夏10g，砂仁6g，木香10g，麦芽12g，莱菔子12g，炙甘草6g。水煎服，每日1剂。

病案举例：女，64岁，2003年4月23日初诊。素有"慢性胃病"20余年，近2个月感泛吐酸水，食后及站立位时发作频繁，平卧位反轻，伴脘痞纳呆，喜温热饮食，已无嘈杂，神疲乏力，面黄消瘦，舌淡苔薄，脉沉细。钡餐透视见：贲门钡剂反流。给上方加干姜6g，水煎服。30剂后自感反流次数明显减少，再服30剂告愈，至今未发。

总之，本病无论何种证型，均以胃气上逆为基本病机。然究胃气上逆之

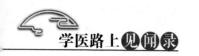

因则有虚有实，其虚者责之于脾胃，邪实又有痰、湿、食、气等之别，临证时不可不辨。就临床所见，诸邪又常兼杂火热，正如《内经》所说："诸呕吐酸……皆属于热。"故治疗时分别采取燥湿、化痰、消食、解郁，佐以清热泻火，使邪实得去；虚者健脾补中，使虚得补，则胃气得降，而诸症自除。综观谷越涛老师之方药，并未使用诸如乌贼骨、瓦楞子等制酸之药，实治本之法也。

现代医学认为，GERD 的主要发病机制是下食管括约肌功能降低，尤其是一过性下食管括约肌松弛（transit LES relaxation，TLESRs）是引起胃食反流的最主要因素。治疗上质子泵抑制剂已成为最为有效的方法。然而停药后的高复发率已成为研究的焦点，研制 TLESRS 的抑制药物已成为治疗 GERD 的标靶。

据我们观察，谷越涛老师治疗的 GERD 患者中，部分患者的反酸、反食、反气等症状发生的频率有明显降低，上述中药是否有抑制 TLESRS 的作用有待进一步研究。

（刘红书，张林.《山东中医杂志》2004 年）

谷越涛主任医师从肝论治肾病综合征验案 1 则

肾病综合征（nephrotic syndrome，NS）是以大量蛋白尿、低蛋白血症、水肿和高脂血症为主要表现的临床综合征，是肾小球疾病的一种常见表现，其包括原发性与继发性两类。目前临床治疗肾病综合征是以糖皮质激素和免疫抑制剂为主，但其存在不良反应较大、患者依从性差等缺点。中医药在治疗肾病综合征方面发挥着独特的优势，一方面可以改善患者的临床症状、体征以及理化指标，另一方面能够缓解其他药物所引起的不良反应。

谷越涛主任医师是全国名老中医，第三、四、六批全国名老中医药专家学术经验继承工作指导老师，山东省名老中医，山东省名中医药专家。谷老从医50 余年，对肾脏病的治疗具有独到的见解与经验，谷老临床重视辨证论治，用药精当。本人有幸侍诊学习，现将其从肝论治肾病综合征的验案 1 则介绍如下。

一、验案举隅

患者钱某，男，38岁。2020年7月31日初诊。患者从事电商行业，平素情绪紧张，容易冲动。2008年确诊为肾病综合征，行肾脏穿刺活检提示病理类型为微小病变型肾病，经激素冲击治疗后于2010年尿蛋白转阴，至2014年停服激素。2016年患者因情绪刺激导致疾病复发，行激素冲击治疗方案后尿蛋白转阴，出院后口服醋酸泼尼松片6片，并遵医嘱逐渐减量，2018年激素减至1/4片后维持此剂量口服。约半年前患者出现髋关节及膝关节疼痛，且疼痛呈进行性加重，于当地医院行髋关节及膝关节磁共振提示多发性骨梗死，考虑不排除与长期口服激素有关。现症见：患者自觉乏力倦怠，髋关节及膝关节疼痛，腰腹部可见多发真皮层撕裂，纳眠可，小便量色可、有泡沫，排便无力，质软成形，每日1次。舌质可、舌苔薄白、舌尖偏红，脉弦滑。辅助检查：尿微量总蛋白2878.8mg/L，24小时尿蛋白定量7053.06mg。谷老辨证为肝郁化火证，处理：①停服醋酸泼尼松片。②治以疏肝理气，兼清郁热。方药以丹栀逍遥散加减。处方：当归10g，白芍30g，柴胡12g，茯苓15g，白术15g，生甘草6g，薄荷10g，牡丹皮10g，栀子10g，石韦15g，草薢12g，金樱子15g。颗粒剂14剂，开水200ml冲服，早晚2次分服。③钙片自服。④服药期间饮食宜清淡，忌食辛辣、油腻、煎炸等食物。

二诊：8月18日。激素已停用，髋关节及膝关节疼痛均有所减轻，偶有心悸，易焦虑，手心易出汗，自觉小便泡沫多、伴小便无力，纳可，眠一般，大便日1次，质软成形。舌质可、舌苔薄白，脉弦数。辅助检查：尿微量总蛋白1320mg/L，24小时尿蛋白定量3300mg；血生化：血清总蛋白58.59g/L，白蛋白30.21g/L；尿常规：潜血（+-），蛋白（3+）；泌尿系彩超：左肾强回声，双肾实质回声稍强。辨证：肝气郁滞证。处理：①复方α-酮酸片（北京费森尤斯卡比医药有限公司，国药准字H20041442）5片，口服，每日3次。②治拟疏肝理气，兼以镇静安神。予柴胡疏肝散加减。处方：柴胡12g，白芍25g，川芎12g，枳壳15g，陈皮10g，生甘草10g，香附10g，金樱子15g，沙苑子15g，芡实10g，酸枣仁

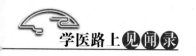

20g，生龙骨、生牡蛎各15g，颗粒剂28剂，开水200ml冲服，早晚2次分服。③钙片自服。④补充优质蛋白，适量摄入肉、蛋、奶等食物。

三诊：9月15日。心情抑郁，纳食一般，眠尚可，髋关节及膝关节偶有疼痛，小便泡沫明显减少、量次均正常，大便质软成形、每日1次。舌质可、苔白腻，脉弦滑。辅助检查：尿微量总蛋白375.10mg/L，24小时尿蛋白定量1219.08mg。辨证：肝气郁滞证，兼经气不和。治以解郁行气，舒筋活络止痛。予以越鞠丸加减。处方：川芎12g，苍术10g，香附10g，栀子10g，神曲10g，酸枣仁20g，金樱子15g，沙苑子15g，萆薢12g，石菖蒲12g，牛膝15g，白芍25g，木瓜10g，颗粒剂28剂，开水200ml冲服，早晚2次分服。余处理同上。

四诊：10月13日。抑郁情绪好转，无其他不适，纳眠可，大便正常，小便偶有泡沫，骨痛明显减轻。舌质可、苔稍白，脉弦。辅助检查：尿微量总蛋白86.50mg/L，24小时尿蛋白定量268.15mg；血生化：血清总蛋白73.7g/L，白蛋白41.8g/L。辨证：肝郁化火证。治以疏肝泻火，行气解郁。予以柴胡疏肝散加减。处方：柴胡12g，白芍30g，川芎12g，枳壳15g，陈皮10g，生甘草6g，香附10g，栀子10g，金樱子15g，鸡内金10g，牛膝20g，芡实10g，丹参20g。颗粒剂28剂，开水200ml冲服，早晚2次分服。余处理同上。

此后患者长期口服中药调理，24小时尿蛋白定量维持在26.97～119.34mg，情绪明显好转，病情未再复发。

按语：本案患者为青年男性，平素从事电商工作，工作强度高，工作压力也比较大。患者来诊时情绪高度紧张，几近崩溃。此病病程长，患者自2008年确诊肾病综合征以来，辗转多地治疗，治愈后疾病的复发对患者的冲击较大；此外，患者因长期服用激素导致全身多发骨梗死，多处关节疼痛。在经历疾病痛苦的同时，患者的心理也承受着巨大的压力，有较长的时间患者情绪都处在抑郁状态。患者长期情志不畅，以致肝气郁滞。肝失疏泄，横犯脾土，脾失健运，导致升清降浊功能失常，精微下注而成蛋白尿；肝病日久，子病及母，影响到肾脏，渐致水不涵木，肾阴为一身阴气之根本，其不能滋养肝阴引起肝阴不足，进而不能制约肝阳，导致阴虚阳亢，肝气疏泄太过，影响到肾气的闭藏作用，而导致精微物质从尿液中丢失，形成蛋白尿，表现为小便多沫。初诊时患者情绪不稳定，脉象弦滑，舌尖偏红，故辨证为肝郁化火证，选方丹栀逍遥散以疏肝理气，兼清肝火，加石韦、萆薢以分清化浊。二诊时患者 24 小时尿蛋白定量明显下降，髋关节和膝关节疼痛也有所缓解，舌苔薄白，脉弦数，辨证为肝气郁滞证，改用柴胡疏肝散行气解郁以疏肝，并加用生龙骨、生牡蛎收敛固涩，酸枣仁养心安神。金樱子、沙苑子是谷老临床常用的中药配伍，两者合用，能增强固肾摄精的作用。患者血生化显示蛋白偏低，予复方 α-酮酸片以促进蛋白合成，并嘱患者适量增加优质蛋白的摄入，如肉、蛋、奶等。三诊时患者 24 小时尿蛋白定量持续下降，故仍坚持疏肝的治疗原则，患者舌苔白腻，是食郁之象，故改用越鞠丸，并加用木瓜、牛膝、白芍以舒筋止痛。谷老临床区分应用逍遥散与越鞠丸时，常以舌苔作为鉴别要点之一，一般舌苔偏薄兼肝气郁滞者用逍遥散加减，舌苔偏厚兼湿郁、食郁者用越鞠丸化裁。四诊时患者病情已基本稳定，情绪也有所好转，故坚持疏肝解郁的治疗方向，继予柴胡疏肝散加减。在后续的治疗中也坚持疏肝理气，患者尿蛋白转阴，病情稳定，且未再复发。

二、讨论

1. 从肝论治肾病的理论基础　肝肾两脏在生理和病理上都有着密切的关系，其中最能体现两者紧密联系的理论是"肝肾同源"。"肝肾同源"起源于《黄帝内经》，又被称为"精血同源""乙癸同源"。《素问·五运行大论》中提到："北方生寒，寒生水，水生咸，咸生肾，肾生骨髓，髓生肝"，揭示了肝肾二脏之间的相生关系。明代李中梓的《医宗必读》有云"肾应北方壬癸""肝应东方甲乙"，肝藏血，肾藏精，精聚为髓，精髓化生为血，精血相互滋生且相互濡养，肝肾同源相生，基于此提出了著名的"乙癸同源，肾肝同治"理论观点，"东方之木，无虚不可补，补肾即所以补肝；北方之水，无实不可泻，泻肝即所以泻肾……故曰：肾肝同治……夫一补一泻，气血攸分；即泻即补，水木同府"，为临床从肝论治肾病及从肾论治肝病提供了理论依据。王耀光总结了肝肾同源理论的内涵，主要包括以下 4 个方面：一是肝肾母子相生，二是肝肾精

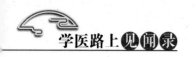

血互生，三是肝肾经络相交通并共同隶属于奇经，四是肝肾之阳气相互温煦。他认为肝肾同源这一概念应当从生理和病理两个方面来理解。在生理上，两者精血相互转化资生；在病理上，两者在发病上可相互影响，若母病及子则出现肾病及肝，若子盗母气、子病及母则出现肝病及肾，最终可发展为肝肾同病。邢建月等认为肝肾同源理论内涵除以上4点，还包括肝肾统司相火，如《医宗必读》所言："君火唯一，心主是也；相火有二，乃肾与肝。"而受"命门"学说的影响，肝肾同源理论的内涵重点在于水能涵木，即以肾病及肝为主，因此在治疗上提倡滋水以涵木，而忽视了肝脏的主导作用及肝对肾的影响。谷老认为，对于慢性肾脏病患者，应当重视肝在疾病的发生与发展过程中所扮演的重要角色，倡导从肝论治，辨证运用疏肝法、平肝法、柔肝法、清肝法等，在临证中屡屡取得较好的治疗效果。

2. 肾病综合征的发病机制

（1）中医病因病机及治则治法：肾病综合征是临床上常见的一种慢性肾脏病，以大量蛋白尿（$> 3.5\,g/d$）、低蛋白血症、水肿和高脂血症为主要特征，根据其临床表现可归属于中医的水肿、尿浊、虚劳、腰痛等范畴，其病位在肾，与其他脏腑亦密切相关，一般多认为与肺、脾两脏关系更为密切，正如张介宾《景岳全书·肿胀》所云："凡水肿等证，乃肺、脾、肾三脏相干之病。盖水为至阴，故其本在肾，水化于气，故其标在肺，水唯畏土，故其制在脾。今肺虚则气不化精而化水，脾虚则土不制水而反克，肾虚则水无所主而妄行。"其病理因素可责之于痰浊、水饮、湿热和瘀血等。因肺主一身之气，有通调水道、下输膀胱的作用，肺主表，其华在毛。肾病综合征的患者容易因免疫力低下而受外邪侵犯，并因外感而加重病情，导致疾病缠绵难愈；脾为后天之本，由于外因或内因导致脾失健运，不能运化水液以致其布散失常，则会导致或加重水肿。因此，临床论治肾病综合征多从肺、脾、肾入手，对从肝论治则少有重视。有些临床医师从治肝的角度出发，也取得了较好的效果。徐良兴认为，肝脏能够通过肝－肾、肝－脾－肾、肝－肺－肾等途径来影响水液的代谢和运行输布，提倡治肾必从肝也。王耀献等提出了运用平肝舒郁法治疗高血压病肾损害、疏肝补肾法治疗慢性肾盂肾炎、清肝利湿法治疗痛风性肾病、柔肝清热法治疗糖尿病肾病，重视调肝在慢性肾脏病中的作用。谷老认为，肾病综合征患者由于病情缠绵，病程较长，且疾病常因外感、劳累或情绪波动而加重或复发，需长期服用药物，因此患者的心理负担较大，多情绪抑郁而易导致肝气郁滞。肝失疏泄，气血津液不能正常运行，肾气开阖失常，封藏作用受到影响，精微下泄，可导致蛋白尿的形成；另外，肝气郁滞影响血液的正常运行，脉络瘀阻，导致肾络损伤，气化封藏失职。因此，肝失疏泄也是肾病综合征的重要病机之一，故临证需重视情志因素在疾病进展过程中扮演的重要角色。在治疗上，一方面需要"话疗"来减轻患者的思想负担，使其心态平和、积极乐观，这不仅可以帮助患者疾病的康复，还能改善其预后；另一方面，除外西医常规治疗，中药以疏肝理气为治疗大法，选方以疏肝解郁行气为主，药用柴胡、香附、川芎、白芍等以疏肝柔肝，使肝气条达，气机运行通畅，从而取得良好的效果。

（2）西医研究进展：肾病综合征包括原发性与继发性两大类，是由遗传、免疫、环境等因素导致肾小球滤过膜的分子屏障及电荷屏障受损，膜通透性增加，而使血浆蛋白从尿液中丢失，进而出现大量蛋白尿；当肝脏代偿合成白蛋白不足以克服丢失时，则会出现低蛋白血症，且常常与高脂血症并存；发生低蛋白血症时，血浆胶体渗透压下降，水分进入组织间隙中，这是引起水肿的基本原因。免疫因素被认为是肾病综合征的始发因素，主要包括细胞免疫、体液免疫以及肾脏固有细胞参与的免疫等，在疾病的发生与发展中占据着主导作用，并且对患者的治疗和预后有重要的影响。现代医学研究表明，情志变化对人体的免疫功能有一定的调节作用，主要表现在兴奋时能够促进外周淋巴细胞和吞噬细胞的产生，抑郁时降低免疫细胞的活性，而免疫细胞的活性可以影响肾病综合征的发展，因此情志因素对疾病的影响不容忽视。免疫系统与神经和内分泌系统之间存在相互关系，某些病理刺激能使患者发生心理改变，同时心理变量也会影响疾病的易感性。另外，通过神经－内分泌－免疫网络的作用，肝脏和肾脏可以调节情志异常所引发的应激反应，这也为从肝论治肾病提供了理论依据。临床许多肾病综合征的患者因疾病日久不愈，病程缠绵，易因外感、劳累或情

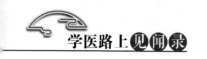

绪刺激而复发，需长期服用药物，不仅身体上、经济上承受一定的压力，心理上的负担也比较重。很多患者情绪抑郁低落，抑或焦虑紧张、态度消极，而使全身各系统及脑功能活动发生一定程度的改变，给病情带来负面影响，如使血压升高、免疫力下降等，久之则形成恶性循环。临床发现肾病综合征的患者预后不仅与病理分型有关，同时和患者的情绪、心理素质和生活态度也密切相关。有些患者在认识到疾病的发展规律后，积极调整心态，乐观向上，往往能恢复较快；反之，患者思想负担重，态度消极悲观，则易导致疾病缠绵不愈。

三、结语

肾病综合征是临床常见病、多发病，近几年发病率逐渐增高，及早发现并干预疾病的进展对患者的预后至关重要，除西医常规治疗外，中医药在治疗肾病综合征方面也发挥着重要的作用。在运用中医药诊治肾病综合征时，应重视治肝的重要性。清代黄元御在《四圣心源》一书中指出，"风木者，五藏之贼，百病之长。凡病之起，无不因于木气之郁"，认为各种疾病的发生均可由肝郁而导致。周学海在《读医随笔》中说道："医者，善于调肝乃善治百病。"因此，临床治疗肾病综合征时，从治肝的角度出发，审证求因，辨证选用疏肝、平肝、清肝、柔肝等不同方法，可取得较为满意的治疗效果。

（刘娜，于秀梅.《中国中医药现代远程教育》2023年）

谷越涛主任医师治疗过敏性紫癜性肾炎经验

谷越涛主任医师是第三、四、六批全国老中医药专家学术经验继承工作指导老师、山东省名老中医、山东省名中医药专家、山东省五级中医药师承教育工作指导老师，2011年由国家中医药管理局批准成立全国名老中医药专家谷越涛传承工作室。他从事中医临床工作50年，对肾脏疾病的中医治疗积累了丰富的临床经验，学验颇丰，尤其在应用中药辨证治疗过敏性紫癜性肾炎方面有其独到的经验，临床疗效显著。本人有幸跟师学习，获益匪浅，现将谷老师治疗过敏性紫癜性肾炎的经验总结如下。

一、概述

过敏性紫癜性肾炎简称紫癜性肾炎，是一种与免疫有关的全身性小血管炎，其病因不明确，可由上呼吸道感染、药物过敏、预防接种及虫咬等引发。发病可在任何年龄阶段，绝大多数发生在儿童及青少年时期，近年紫癜性肾炎的发病有增高的趋势。临床多以皮肤紫癜为前发症状，肾脏受累症状一般在紫癜的病程中或消退后出现，主要表现为肉眼或镜下血尿或蛋白尿、管型，少数病例可发生急性肾功能不全。一般认为尿检变化出现越早，肾脏损害越严重，因此应及时治疗避免发生肾损害。西医一般采用预防感染、改善血管通透性、抗组胺药物、糖皮质激素及免疫抑制剂进行治疗，虽然能够取得疗效，但容易复发，而且易发生药物不良反应和一定的不良反应。中医在治疗本病上有其独特优势，尤其在控制紫癜的形成、发展与蛋白尿、血尿，改善患者体质等方面，取得比较满意的疗效。

二、病因病机

中医文献中没有紫癜性肾炎的病名，根据其发病特点和临床表现，多将其归属于中医学的"瘀斑""斑疹""肌衄""紫斑"等门类中。谷老师根据其发病，将紫癜性肾炎分为急性期和慢性期。急性期多因感受风热之邪或湿热内蕴，迫血外行所引起，慢性期多因脏腑亏虚，气不摄血或虚火内生，血随火动而引起。故《灵枢·百病始生》曰："卒然多食……起居不节，用力过度则络脉伤。阳络伤则血外溢，血外溢则衄血；阴络伤则血内溢，血内溢则后血。"紫癜性肾炎初期患者因感受风热之邪，入里灼伤脉络，迫血妄行或因脾胃运化失常，痰湿内阻，蕴而化热，湿热熏蒸，灼伤脉络，络伤血溢而致紫癜，血尿或者热毒循经下行，侵入肾脏，损伤脉络，而为血尿。慢性期紫癜性肾炎迁延不愈，耗伤正气，致使脾肾亏虚，脏腑功能失调，肾失封藏，不能固摄精微，而形成

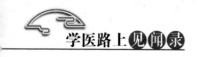

蛋白尿；脾虚统摄无力，血溢脉外，而成血尿。正气亏损，外邪易于侵袭，故使本病反复发作，形成恶性循环。紫癜性肾炎日久，耗伤阴津，肝肾亏虚，阴虚内热，致使蛋白尿或血尿加重。在病机上谷老师认为本病早期多为标实，慢性期多以本虚为主，临证治疗当四诊合参，分清标本虚实，辨证施治。

三、辨证分型

谷老师根据紫癜性肾炎患者不同的临床表现，一般将急性期分为风盛血热型和湿热蕴结型，慢性期分为脾肾两虚型和阴虚火旺型。在治疗上注重祛邪与扶正并举，急性期以祛邪为主，慢性期补益为主，而凉血止血之法贯穿始终。

1. 急性期

（1）风盛血热型：患者起病较急，皮肤紫癜，色泽明亮，可有发热、咽痛等，或伴有血尿、蛋白尿，舌质红，苔薄黄，脉浮数。治以祛风清热，凉血止血，方选自拟消风散加减，方药组成：荆芥10g、防风10g、蝉蜕10g、赤芍10g、牡丹皮10g、水牛角25g、白鲜皮15g、海螵蛸30g、红茜草10g、仙鹤草25g。儿童来诊可减轻用量。若紫癜较严重，可加大水牛角、海螵蛸的用量或加入血余炭、侧柏炭等以增强凉血止血之力。

（2）湿热蕴结型：患者紫癜反复发作，呈散在分布，伴有口黏，头身困重，大便黏滞不爽等症，尿液浑浊或有血尿、蛋白尿。舌质红，苔黄腻，脉弦滑。治以清热除湿，凉血止血，方选四妙散加减，方药组成：苍术10g、黄柏10g、薏苡仁25g、牛膝25g、海螵蛸30g、红茜草10g、仙鹤草25g、萆薢10g、益智仁12g。此时还应嘱患者清淡饮食，适量运动。

2. 慢性期

（1）脾肾两虚型：紫癜隐约可见或消失，困倦乏力，腰酸或腰痛，纳差，大便溏稀，或伴有下肢水肿。舌体胖大，有齿痕，苔薄白，脉沉细。治疗时扶正为主，治以健脾补肾，方选自拟健脾补肾汤加减，方药组成：山萸肉10g、山药40g、川断10g、狗脊10g、沙苑子15g、金樱子12g、茯苓25g、白术15g、薏苡仁25g。如有下肢水肿可加入泽泻、猪苓等利水渗湿类药物；血尿明显可加入海螵蛸、红茜草、仙鹤草等止血类药物。

（2）阴虚火旺型：皮肤散在紫癜，时隐时现，潮热盗汗，或伴口干，小便短赤，尿中有沫或尿色发红。舌红，苔少，脉细数或滑数。治以滋肾阴清虚热，方选知柏地黄丸加减，方药组成：山萸肉 10g、生地黄 20g、山药 50g、茯苓 10g、泽泻 10g、牡丹皮 10g、知母 10g、黄柏 10g。根据临床表现的不同，还可加入金樱子、沙苑子补肾填精益髓以增强补肾作用；瘀血明显者，可加入桃仁、红花、川牛膝以活血化瘀。

四、治疗经验

1. 祛邪扶正，注意补益脾肾 紫癜性肾炎急性期为风热侵袭，血热妄行，损伤脉络或热入营血，湿热互结，血溢脉外而致紫癜。故在临床治疗上，急性期应以驱邪为主，"邪去正自安"。治疗紫癜性肾炎急性期常用自拟消风散或四妙散加减。急性期虽以凉血止血为主，但应注意顾护肾气，加入仙鹤草、海螵蛸、红茜草等，不仅具有止血的功效，亦可补益肾气。谷老师认为慢性期紫癜性肾炎为本虚标实的病机特点，本虚主要表现为肾气虚，故在治疗时应注意补益肾气。慢性期正气受损，邪气易于侵袭，紫癜反复发作，迁延不愈。此时治疗以扶正为主，使机体有抵抗外邪的能力，防治紫癜反复发作，常用自拟健脾益肾汤或知柏地黄丸加减。

2. 从整体出发，辨证论治 紫癜性肾炎病机复杂，临床表现多样，且病程较长，反复发作，故在治疗时应对其病情有较全面的认识。临床常有症状不明显，但尿检异常（血尿或蛋白尿）者，亦有尿检正常，但临床症状难以改善者。故在治疗时一定要注意辨病与辨证相结合，从整体出发，才能取得较好的治疗效果。西医常使用激素类药物控制血尿及蛋白尿，但临床效果不满意，且病情容易反复。临床上中医药治疗过敏性紫癜性肾炎较西医优势明显且反复发作概率明显减少，在一定程度上避免了使用激素或免疫抑制机的毒副反应。但在治疗时，不能盲目地选择用药，尤其是中成药制剂，亦不能一味地使用补益剂，应从整体出发，辨证论治，从而达到满意的治疗效果。

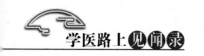

3. 注意预防，强调平时调理　谷老师认为适当的平时的调理不仅可以增强药物的治疗效果，还可以增强患者体质，防止紫癜性肾炎的复发。尤其是一些患者劳累后就会出现紫癜的加重，更要注重平时的调理。故要嘱患者注意休息，适量运动，劳逸结合，少食辛辣油腻之品，忌烟酒，预防感冒。感冒不仅可能加重疾病的症状，还可能加重肾脏的损害，尤其要注意预防。

五、病案举例

病案1：患者费某，男，10岁，于2018年1月30日来诊。紫癜性肾炎2周，活动后双下肢易出现紫癜，色泽明亮，时咳，苔稍黄厚，脉略沉弦细，二便可，查体：双下肢无明显水肿，双下肢紫癜散在分布，辅助检查：肾功（－），尿常规：BLD（1+）。中医诊断：肌衄。证型：风盛血热型。治则：疏风散邪，凉血止血。方剂：荆芥10g，防风10g，蝉蜕10g，乌贼骨40g，茜草10g，仙鹤草25g，桔梗10g，炙甘草10g。10剂，每日一剂，200ml水冲服，早晚分服。二诊：2月9日。患者近日劳累，紫癜无明显减少，咳止，脉略沉弦，苔薄白，二便可。治疗原则不变，处方：上方去桔梗，加血余炭10g以增强凉血止血之功效。14剂，每日一剂，200ml水冲服，早晚分服。三诊：2月23日。双下肢紫癜明显减少，脉略弦沉，苔薄白，大便有时偏干，小便可。辅助检查：尿常规：BLD（+-）。治疗原则不变，处方2月9日方继服14剂，每日一剂，200ml水冲服，早晚分服。患者继续服药1个月后尿常规正常，后坚持调理2个月，未复发。

按语：患者紫癜色泽明亮，此为急性期的典型表现，故治疗时要首先控制紫癜的发展，防止加重肾脏的损害。故治以疏风散邪，凉血止血，方药为自拟消风散加减。另加乌贼骨、茜草、仙鹤草以收敛止血，控制紫癜；加桔梗以宣利肺气。

病案2：患者雷某，女，47岁，因2017年4月11日查尿RT：BLD（1+），PRO（1+），未服药物，为求进一步治疗，故来诊。既往紫癜性肾炎1年余。现症见：腰时痛，受凉背不适，乳房有结节，口不干，纳可，末次月经3月1日，推迟10余天，大便稀每日3～4次，伴腹痛，尿无沫，苔薄黄，脉略弦沉。查体：双下肢轻度水肿，辅助检查：肾功（－）。中医诊断：水肿。证型：脾肾两虚型。治则：利水渗湿，补益肾气。方药：山萸肉 10g，山药 50g，川断 10g，狗脊 10g，沙苑子 15g，金樱子 12g，仙鹤草 25g，乌贼骨 40g，茜草 10g，茯苓 25g，白术 15g，薏苡仁 25g。21 剂，每日 1 剂，300ml 水冲服，早晚分服。嘱清淡饮食。二诊：2017 年 5 月 5 日。服上方 21 剂，患者症状明显减轻，腰痛已不显，大便已不稀，小便可，乳房有结节，偶痛，苔稍黄厚，脉略沉弦，查体：双下肢水肿较前明显减轻。复查尿 RT：（－）。治疗原则不变，处方：上方去白术、薏苡仁，加泽泻 10g、猪苓 12g 以利水渗湿。14 剂，每日 1 剂，300ml 水冲服，早晚分服。后巩固用药 1 个月，至今未再复发。

按：患者腰痛，大便稀且伴双下肢水肿，苔薄黄，脉略沉弦，根据四诊信息为脾肾两虚型，故治以利水渗湿，补益肾气，自拟健脾补肾汤加减；另加仙鹤草、乌贼骨、茜草以收敛止血，控制血尿。

（崔潇月，于秀梅 .《世界最新医学信息文摘》2018 年）

谷越涛主任医师治疗口僻两则经验

僻，"歪（喎）斜、不正之义"，口僻又称为吊线风、口歪（喎）、面瘫，症状可见：患侧眼睑闭合不全，患侧额纹变浅或消失，不能皱眉，嘴角歪斜，口角流涎，刷牙时漏水，咀嚼时食物留存于患侧，常伴耳后疼痛、言语不清晰、无偏瘫及意识改变，多因体虚正气不足，复感外邪侵袭经络，经脉不利，致气血瘀滞不通而发病。相当于西医的面神经炎、周围性面神经麻痹，系突发的一侧面神经受损所致的疾病，在发病之前常有感冒、受风、受寒或疲劳史。其发病率为 20/10 万～ 42.5/10 万，患病率为 258/10 万。不同年龄段人均可罹患，多见于青年、中年，以 20～ 50 岁多见，伴有糖尿病、高血压病者发病率更高，发病无明显季节性，起病急，往往于数小时或 1～ 3 天内病情达高峰，部分患者在发病后 4～ 7 天病情进展。

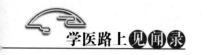

谷越涛主任医师是全国第六批老中医药专家学术经验带教老师，系山东省名老中医。笔者有幸跟师学习，通过分析临床跟诊过程中治疗的口僻医案两则，总结谷越涛主任医师诊治口僻的临床经验，总结如下。

一、口僻的病因病机

口僻外因致病学说起源于《内经》，如《灵枢·经筋》中记载："卒口僻，急者目不合，热则筋纵，目不开。颊筋有寒，则急引颊移口；有热则筋纵弛缓，不胜收故僻。"认为肌体外感于风寒或风热之邪，气血运行不畅，面部经脉筋肉失养，导致口眼歪斜的发生；历代医家在《内经》基础上进一步完善了口僻的病因病机，东汉末年张仲景在《金匮要略·中风历节病脉证并治》中云："脉络空虚，贼邪不泻，或左或右，邪气反缓，正气即急，正气引邪，喝僻不遂。"认为自身体质虚弱，风邪袭于经脉，气血不足，筋脉失荣，导致喝僻不遂；隋代巢元方在《诸病源候论·风口喝候》云："偏风口喝，是体虚受风，风入于颊口之筋也，足阳明之筋，上夹于口，其筋偏虚，而风因乘之，使其经筋急而不调，故令口僻也。"可见古人多认为口僻是内虚邪中的结果，络脉空虚复加感受风寒、风热或风痰瘀血阻滞脉络皆能导致疾病的发生；张元素提出"风本生于热，以风为标"的观点；张从正在《儒门事亲》中记载"夫气虚风入而为偏，上不得出，下不得泄，真气为气邪所陷"；清代叶天士倡"内风"致病说，在《临证指南医案·中风》中云"精血衰耗，水不涵木，肝阳偏亢，内风时起"，认为导致疾病的根本是内风；清代的林佩琴在《类证治裁·中风论治》中云"口眼喝斜，血液衰涸，不能荣润筋脉"，认为口僻是因体内血液匮乏，面部筋脉经络失养所致。

综上所述，历代医家认为本病的发生在于体内正气不足，复加风邪袭络而致，可兼夹寒热湿浊瘀血等病理因素，内虚邪中是导致口僻形成的原因。

二、谷越涛主任医师对于口僻病因病机认识

谷越涛主任医师认为，口僻的发生与风痰、热毒、气虚、血瘀相关，多因

络脉空虚，卫外功能失固，风痰或热毒之邪侵入正气亏虚之身，或体内内生瘀血，经脉受阻不畅，面部筋肉失于濡养，纵缓拘急，从而导致口僻的发生。患者发病，多因在温暖的环境中骤然当风或受凉而致，或感冒发热后出现，或体虚时发生。当今之人，嗜食肥甘厚味，脾虚运化失司，水谷疏泄不畅，内生痰湿，复加突受外邪（风寒热毒之邪）袭入，或风痰走窜于经络，或热痰寒痰着于经脉，发为口僻；北方冬季室内有暖气，出门车内有空调，当外出时常受冷空气及风邪侵袭，或在炎热的环境中突然沐浴洗脸，风寒夹痰走窜经络，上犯于头面部，导致口僻的发生；患者外感后常受病毒侵袭，内郁化热，热毒扰于清窍及经络，故临床多见口僻伴耳后疼痛；部分热毒发于肌表，出现局部疱疹；部分患者由于体质较弱，气血不足，气血不能正常运行，气虚无以推动血行，瘀血内生，颜面经络受阻，发为此病。故口僻的发生多与风痰入袭、热毒着络、气虚血瘀相关。从临床观察看，风痰、热毒入络者较多，气虚血瘀致病的病例相对较少。

三、典型病案

1. 病案一　宋某某，男，43 岁，于 2018 年 11 月 9 日就诊，因受风后出现右眼闭合不全、嘴角歪斜 1 天就诊，伴右眼流泪，眼周时有痉挛发作，右面部麻木，右耳后疼痛，言语欠流畅，纳眠可，二便调。舌质淡，苔白，脉浮滑。体温 36.7℃，血压 135/82 mmHg，患者神志清，右眼结膜充血，耳周无疱疹。神经系统检查：右侧皱眉不能，右侧额纹变浅，右眼闭合不全，右眼周时痉挛，右侧鼻唇沟变浅，人中沟偏斜，右口角下垂，言语欠流畅，鼓腮时漏气，刷牙时漏水，伸舌居中，四肢肌力、肌张力无异常，巴宾斯基征（－），右侧面部皮肤针刺觉、触觉较左侧减退。中医诊断：口僻（风痰入络）；治以祛风化痰、通络止痉，予牵正散加减内服，药物如下：制白附子 8g、僵蚕 10g、全蝎 6g、地龙 10g、荆芥 10g、防风 10g、胆南星 9g、路路通 15g、鸡血藤 15g、川芎 10g、白芍 15g、甘草 6g。7 剂，每剂水煎 400ml，分早晚 2 次饭后温服，每日服 1 剂；配合 TDP 神灯局部照射患侧面颊，每次 30 分钟，每天 2 次，照射时予毛巾遮盖双眼以保护眼睛；为预防角膜炎予抗感染眼药水滴眼；禁食辛辣寒

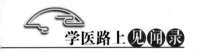

凉食物，避免用冷水洗刷，嘱患者勿焦躁，保持良好的心态。二诊，右眼闭合不完全较前减轻，口角歪斜稍减轻，右耳后疼痛缓解，右眼流泪、面部麻木减轻，眼周仍时有痉挛发作，言语流利，舌质舌苔同前，脉滑，上方去荆芥、防风，加葛根15g，改用白芍30g以解痉，加鸡血藤15g以活血通络。继服中药10剂，同时给予针灸治疗。继续治疗10天后患者症状消失。

按：《巢氏病源》中云："风邪入于手足阳明、手太阳之经，遇寒则筋急引颊，故使口眼歪僻，言语不正，而目不能平视。"本患者受风邪外袭，挟痰走窜经络，风痰阻滞于脉络，经气不利，营卫失和，而致口眼歪斜的发生，故治以祛风化痰、畅通经络。方中白附子祛风止痉、燥湿化痰，善治头面之风；僵蚕、全蝎祛风通络止痉，僵蚕兼化痰之功，全蝎善走窜经络；川芎理气活血，鸡血藤活血通络，白芍、甘草缓急止痉，荆芥、防风祛风解表，诸药合用使风散痰消，经络畅通，诸症自愈。

2. 病案二 翟某某，女，36岁，于2018年8月10日就诊，左侧口眼歪斜10小时，左眼睑闭合受限，左侧面部麻木不适，头痛，咽痛，左耳后疼痛，有灼热感，四肢灵活，言语流畅，纳眠差，小便调，大便干。舌质偏红，苔薄略黄，脉浮数。体温37.4℃，血压118/70mmHg，患者神志清，头皮及耳内耳周未见疱疹，局部未触及肿大淋巴结。神经系统检查：左眼睑闭合不全，左侧额纹、左侧鼻唇沟消失，鼓腮时漏气，伸舌无偏斜，肌力肌张力及腱反射无异常，病理征（−），左侧面部痛觉、触觉较右侧减退。中医诊断：口僻（热毒袭络）；治法：清热解毒，活血通络；方选五味消毒饮合牵正散加减；药物组成：金银花15g、蒲公英15g、菊花10g、板蓝根15g、牛蒡子10g、贯众10g、栀子10g、黄芩8g、葛根15g、薄荷6g、白芷10g、僵蚕10g、全蝎5g、制白附子6g、路路通15g、川芎12g、茯神15g、甘草6g；5剂，水煎服，每日1剂。嘱患者避风寒，防外感，出门时戴眼镜，患眼闭合不完全者夜间可戴眼罩。二诊，患者左眼闭合不全、左侧口眼歪斜症状减轻，左侧面部仍有麻木感，头痛、咽痛缓解，左耳后疼痛减轻，左眼周肌肉时有痉挛出现，饮食睡眠转佳。舌质红，苔薄黄，脉浮滑；上方去牛蒡子、板蓝根、贯众、白芷、薄荷、茯神，加白芍

15g 以止痉，桑枝 10g、川芎 10g 以祛风理气，活血通络；继用 10 剂，同时配合针灸，患者痊愈。

按：本证患者在夏季外受火热时毒，热毒循经熏灼于肌肤，脉络不畅，气运血功能迟缓，筋肉失养，导致口僻发生。方中应用清热解毒之品金银花、蒲公英、菊花、板蓝根、贯众；疏风清热、解毒利咽之牛蒡子；菊花走上窍疏风，治疗诸风头目，《本经疏证》中云菊："纵枯且萎，仍尤所谓零与落焉，则谓能使穷于上之风。"诸药合用以清热解毒、疏风活血通络，达到显著的疗效。

四、治疗法则

谷越涛主任医师治疗口僻注重风、痰、热、毒、气血、瘀滞的病理特点，根据临床证候特点进行辨证论治，以祛风止痉为主，兼以化痰、活血、通络、益气、清热解毒等治疗；临床上应用祛风通络之虫类及活血之品，各型在辨证论治基础上，常配合使用僵蚕、全蝎、地龙、蜈蚣等虫类走窜之品，以祛风通络止痉；配以活血通络之品，如红花、川芎、鸡血藤、路路通等，能使气血经脉畅通，疾病向愈。

谷越涛主任医师指出，应用药物治疗的同时勿忘调护得当，因畏惧面容受影响，部分年轻患者焦虑不安，应对患者辅以心理疏导，祛除紧张焦虑的情绪；嘱患者避风寒，防外感，出门时戴眼镜，防止患侧角膜遇灰尘引起感染，患眼闭合不完全者夜间可戴眼罩；可予抗感染滴眼液防治角膜感染；平时戴口罩、帽子避风寒，防外感，防止病情进展；发病期间宜清淡饮食，忌食辛辣肥甘之品。

五、结语

分析谷越涛主任医师治疗口僻的临床医案两则，总结谷越涛主任医师在诊治口僻方面的经验，治疗的关键在于明确病因病机，辨证准确，治疗及时，中药治疗的同时配合适宜技术，调护得当，可获良效。

（王冬，谷越涛.《亚太传统医药》2019）

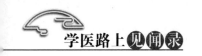

谷越涛主任医师治疗血管性痴呆的临床经验

谷越涛主任医师是国家级名老中医，全国第三、四批名老中医学术经验继承工作指导老师，他熟读经典，医理精深、学识渊博，深谙仲景之学，师古而不泥古，从事中医临床40余年，擅长治疗内科疑难疾病，对老年病的治疗经验丰富，治疗血管性痴呆更有独到见解，疗效确切。本人有幸师承学习，受益颇多，现就谷老师治疗血管性痴呆的学术思想及临床经验总结如下。

一、病因病机

血管性痴呆属于中医老年呆病范畴，发生于中风病之后，以老年人居多，病位在脑，涉及肝肾心脾；病理性质为本虚标实，以精气亏虚为本，风火痰瘀为标。

1. 精气亏虚为病本　老年人脏腑功能减退，精气血不足是血管性痴呆发生的内在体质因素。痴呆病位在脑，《灵枢·海论》说"脑为髓之海"；《本草纲目》曰"脑为元神之府"；《本草备要》曰"人之记性皆在脑中"；《医林改错》载"灵机记忆来源于脑"。"髓海有余，则轻劲多力，自过其度"，"髓海不足，则脑转耳鸣，胫酸眩冒，目无所见，懈怠安卧"。"髓海不足"，清阳之窍被蒙，势必出现痴呆。王清任在《医林改错》中明确指出："小儿无记性者，脑髓未满，高年无记性者，脑髓渐空。"人始生，先成精，精成而脑髓生，脑髓是由肾精化生而来。肾为先天之本，内舍元阴元阳，肾之精气的盛衰直接关系到脑髓充盈及大脑功能的正常与否，肾精充足，则生髓功能旺盛，髓旺则脑髓充实，思维、认知和统御五脏六腑等功能才能正常发挥，神机才能聪灵；肾衰则精气化生不足，髓海空虚，大脑得不到正常的滋养，人的智力就会减退。《素问·宣明五气》篇曾云："肾藏志"，志即记忆力，即指肾中精气与人之记忆紧密相关。故《医方集解·补养之剂》言："人之精与志，皆藏于肾，肾精不足则志气衰，不能上通于心，故迷惑善忘也。"

2. 风火痰瘀为标　老年肾气虚衰，肾虚水无所主，脾虚不运水湿，湿聚生痰，痰扰清空则昏蒙呆钝。或因情志不调，肝气犯脾，克伐脾土；思虑过度，饮食不节，损伤脾胃；过用寒凉，中阳受损，脾失健运，水谷不化精微气血，反生痰浊，蒙蔽清窍，则形成呆病。"痰之为物，随气升降，无处不到"，"百病多由痰作祟"。痰浊上犯头部，蒙蔽清阳，脑神失用，故有"痰火迷神""痰迷心窍"之说，临床可见头痛眩晕，呆钝健忘，神昏癫狂等症。《临证指南医案》曰："风阳上扰，痰火阻窍，神识不清。"陈士铎《临证录》更言"痰积于胸中，盘踞于心外，使神明不清而成呆病矣"。临床观察发现老年痴呆患者多伴有舌质紫暗、暗淡或有瘀点、瘀斑，苔腻等痰瘀互结症状表现，痰浊、瘀血是脏腑功能失调的病理产物，这些病理产物作为致病因素可引起多种病证。年老气虚，导致脉道不利而气滞，血液运行受阻停而为瘀。脏腑阴阳失调，阴虚于下，阳亢于上，气机逆乱，血液随气奔走于上，气上而不下，则血瘀于脑络，形成瘀血，气血运行受阻，脑髓失养枯萎，神明失常。痰瘀相关，血瘀可阻滞气机，气失调达，水津代谢失常加重痰浊。反之，痰浊之邪内停，痰浊阻于脉道，血流受阻，脉络失畅，瘀血渐剧。痰瘀常交结，多滞留于正气亏虚之处而为病，脑髓空虚使痰浊有可乘之机，阻滞发为呆疾。或因情志所伤，诸郁乃生，气郁而致血流不畅，导致血瘀，瘀血内生，气血无法上注清窍，脑失所养，日久则脑髓枯萎，故而病情多呈进行性加剧，这深刻提示了痰瘀与脑病痴呆发生的内在关系。痰瘀互结日久不能及时排出，蕴积体内过多，败坏形体的病机称为"毒"。血络瘀滞，血凝痰生，热结毒生，脑络瘀塞损伤脑之神机，正气不能束邪，内风统领热邪火毒，窜扰脑络，毒害脑髓，元神受损，神机不用。

总之，谷老师认为中风痴呆症是由于脏腑内伤，因虚致瘀，痰瘀互结，蕴久生毒，留恋于络所致。本病为常见病、多发病、疑难病，病程较长，其病因病机特点为：脾肾亏虚为本，风火痰瘀为标。肾气亏虚，髓海不足；脾胃虚弱，湿邪留连；久病入络，痰瘀内结。

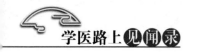
二、辨证论治

谷老师依据血管性痴呆的病因病机特点，提出"补肾健脾，活血化痰"的基本治疗法则，并予辨证辨病，灵活运用，首重补肾，以治病求本；调理脾胃，升清降浊，以巩固后天；泄浊和络，调畅气血，贯穿始终。常将血管性痴呆分如下几型论治。

1. 肝郁火旺证　症见记忆力减退，头晕头痛，心烦不寐，急躁易怒，焦虑不安，大便秘结，舌质红，苔黄，脉弦数。治以疏肝清热，清心安神。方用丹栀逍遥散加减。牡丹皮12g，栀子12g，柴胡6g，薄荷6g，知母10g，黄连6g，黄芩9g，大黄6g，钩藤15g，合欢皮30g，赤芍12g，桃仁12g，远志15g。该证多见于血管性痴呆的早期，实证居多。应用中药有较好的疗效，特别是在改善心烦及失眠方面优势明显。若在此期及早用药阻止记忆力下降的趋势，会收到事半功倍的效果。但应注意黄连、黄芩、大黄苦寒之品，不可久服，取效之后再以益气活血、补益肾精为主，伍以解郁化痰开窍之品以收功。

2. 气滞血瘀证　症见言语不利，善忘易惊，神情呆滞，面色晦暗，肌肤甲错，唇甲紫暗，口干不欲饮，健忘失眠，纳呆食少，舌质紫暗，苔薄，脉弦细涩。治以疏肝理气，活血开窍。方用柴胡疏肝散合桃红四物汤加味。柴胡15g，当归15g，白芍15g，茯苓15g，黄芪15g，桃仁10g，红花12g，川芎15g，川牛膝18g，鸡血藤15g，石菖蒲15g，郁金15g，生龙骨、生牡蛎各30g。该证多见于血管性痴呆的中期，表现为虚实夹杂，治疗时要在祛邪的同时注意顾护正气。该型治疗优势体现在中药可调节心情，改善睡眠、食欲，进而改善精神状态和面色晦暗状况。但疏肝解郁、活血化瘀类药物久则易耗气伤阴，不可过用，应中病即止。

3. 痰浊蒙窍证　症见终日无语，表情呆钝，口多流涎，哭笑无常，喃喃自语，头昏头沉，纳呆呕恶，脘腹胀满，懒言少动，舌质胖大有齿痕，苔白腻，脉弦滑。治以健脾化浊，豁痰开窍。方用参苓白术散合二陈汤加减。党参15g，茯苓15g，白术15g，山药15g，薏苡仁15g，姜半夏9g，青皮10g，陈皮 12g，甘草 6g，竹茹 12g，石菖蒲 15g，远志 15g，郁金 12g。该证多表现为正虚邪实，虚实夹杂，往往病情缠绵。治疗应攻补兼施，但应根据虚实的孰轻孰重灵活运用健脾祛湿、化痰开窍药物。然过用祛湿化痰之药则化燥伤阴，故应仔细斟酌临证调理，方不致伤正。中医治疗优势在于从本调治，改善体质，对表情呆钝，口多流涎，头昏头沉，纳呆呕恶，脘腹胀满，懒言少动等症效果明显。

4. 脾肾两虚证　症见呆滞善忘，神思恍惚，失算失认，表情淡漠，语低声怯，善悲欲哭，面容苍老，发枯齿脱，头晕耳鸣耳聋，动作迟缓，怠惰喜卧，腰脊酸痛，骨痿无力，步履维艰，沉默寡言，腹胀便溏，纳呆食少，舌质淡胖，边有齿痕，苔薄白，脉沉细。治以补肾益精，健脾安神。方用左归丸合归脾汤加减。熟地黄 15g，山萸肉 15g，山药 30g，菊花 15g，陈皮 12g，丹参 15g，川芎 12g，黄芪 30g，党参 15g，白术 12g，当归尾 15g，茯神 15g，远志 15g，石菖蒲 12g。该型在痴呆诸证中最为多见，属痴呆晚期，多虚实夹杂，以脾肾两虚为主兼痰瘀之邪。治疗时侧重补虚，根据痰瘀的孰轻孰重伍以豁痰祛瘀之品，本型多见于年老体弱患者，需长期服药，经积极治疗，精神症状及体质状况可有明显改善，并可使低下的功能状态得以提高，延缓痴呆的发展。

三、治疗特点

1. 血管性痴呆首重补肾　肾为先天之本，一身水火之宅，肾虚则五脏失和，阴阳失调，气血失于调达。"年过四旬，阴气自半。"肾虚一方面肾精不足，精少不能生髓，髓虚不能上冲于脑，髓海不足，脑窍空虚，易致邪阻清窍。另一方面，肾亏于下，则水不涵木，肝阳上亢，亢极生风，内风扰动，引动心火，与肝风形成风火相煽之势，气血上奔，闭阻脑络，如此反复发作，则脑失所养，脑神失乏。故肾气虚为血管性痴呆的根本原因，因此治疗首应补肾益髓。临证时根据肾阴阳之偏衰选择温肾阳滋肾阴药。补肾温阳药如仙茅、淫羊藿、巴戟天、补骨脂、骨碎补、川断、狗脊等；滋肾填精药如熟地黄、山萸肉、枸杞子、沙苑子、菟丝子等。

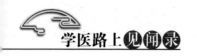

2. 注意调理脾胃　脾胃为后天之本，一是当今饮食肥腻，易伤脾胃，二是防止脾运失健酿生痰浊而不利于本病。脾虚不运水湿，湿聚生痰，痰扰清灵则昏蒙钝。或因情志不调，肝气犯脾，克伐脾土；思虑过度，饮食不节，损伤脾胃；过用寒凉，中阳受损，脾失健运，水谷不化精微气血，反生痰浊，蒙蔽清窍，则形成呆病。因此，谷老师主张对血管性痴呆患者应注意健脾化湿，醒脾和胃，多加白术、苍术、山药、茯苓等药，健脾养胃贯穿治疗始终。

3. 重视活血化瘀法在治疗血管性痴呆中的地位和作用　血管性痴呆的主要病因为脑梗死，瘀血为其病理基础，瘀血既是病理产物，又是主要的致病因素："血不利则为水。"血瘀阻于脑络，使津液不行而渗于脉外，成水成饮；瘀血不去，新血不生，脑髓失养；瘀血不去，又可加重上述病理，形成恶性循环，瘀血证贯穿本病始终，因此活血化瘀法是治疗常法，体现在整个治疗过程中。

4. 血管性痴呆在治疗上强调整体观念及早期诊疗　谷老师强调中医治病在于"治患病之人"，而非着眼于某一症状、某一器官，切忌"头痛治头，脚痛治脚"。整体观念强调人是一个与外在环境联系的有机的整体，并非孑然独立，而是与他所生存的环境——自然环境和社会环境密切相关、浑然一体，这种整体思想有效地指导着血管性痴呆的预防与治疗。他临床治病颇有良效的原因不在于奇，而在于深入、准确地运用辨证论治，直击疑难病证的症结。他的处方颇似平淡，少有生僻药物，却屡能见效，取得意想不到的效果，足能体现出他在辨证论治方面的功底。在血管性痴呆的辨证论治中他更是强调整体观念与脏腑辨证的重要性。强调早期诊疗，是将痴呆的防治重心整体前移，做到早期发现、早期诊断、尽早治疗，才能进一步体现出中医药在治疗痴呆方面的优势。

5. 重视饮食起居　未病先防尤其重要。起居应有规律，保证充足、高质量的睡眠，精神兴奋型患者，更应注意。抑郁者大多喜卧多寐，应调整睡眠，白天多给一些刺激、鼓励，适当的活动及体育锻炼。注意饮食调节，给予清淡营养丰富的食物。可常服大枣、枸杞子、黄精、山药、刺五加、茯苓、天花粉或中成药六味地黄丸、杞菊地黄丸、刺五加片等，以补肾益精，延缓脑细胞衰老，有效地预防血管性痴呆的发生

四、体会与展望

中医理论认为"肾虚髓亏为本，痰瘀阻滞为标，五脏失调，脑髓失用"是血管性痴呆的病机。"辨证论治"是中医基本治则，中医辨证论治是以证候为着眼点，根据疾病的病因病机而制定理法方药。依据血管性痴呆"肾虚髓亏为本，痰瘀阻滞为标，五脏失调，脑髓失用"的病机特点，"补肾健脾，活血化痰"成为痴呆的一个基本治疗法则。谷老师治疗血管性痴呆，很少用毒性较强的药物，而且用药剂量偏小，但是能够屡起沉疴。谷老师强调中药的疗效关键在于辨证准确，只有准确把握病机，找准四诊信息与证候的敏感点，才能正确地立法组方。药量虽小，却能起到"四两拨千斤"的效果。用药如用兵，兵不在多而在于精。兵多将杂则用力不专，不能针对主要病机集中用药，疗效自然不好。中医以临床证候为着眼点来定位病变，推论病因病机的方法，可能也为现代医学理论中痴呆的病理、诊断、治疗等方面提供参考。中医具有调节整体功能、稳定疗效、不良反应小的特点。中医可从辨证论治的角度，调整机体功能，以减轻西药不良反应，稳定疗效。治疗血管性痴呆能改善症状及缓解病程进展，它的近期疗效与同类西药接近或优于西药，远期疗效更好。因此，以中医基础理论为指导，发挥中医中药的优势，深入寻求中医中药有效的方法与药物将会取得重要的成果。

（崔新成.《中国中医药现代远程教育》2011 年）

谷越涛主任医师治疗腰腿痛临床经验

谷越涛主任医师是第三、四批全国老中医药专家学术经验继承工作指导老师、山东省名中医药专家、山东省五级中医药师承教育工作指导老师，行医 40 余载，学验颇丰。谷师擅长辨证施治腰腿痛，疗效显著。笔者有幸随师学习，获益良多。现将谷师中药治疗腰腿痛临床经验介绍如下。

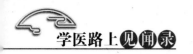

一、病因病机

"腰腿痛"为临床常见病证，属于中医学的"痹证"范畴，以腰腿疼痛为主要表现，严重者可影响患者的工作及生活。早在《黄帝内经》中就对腰腿痛进行了论述，认为腰痛的病因病机与外邪、寒湿、内伤、肾虚、瘀血、时令等因素有关，如《灵枢·五癃津液别》曰："阴阳不和，则使液溢而下流于阴，髓液皆减而下，下过度则虚，虚故腰背痛而胫酸。"《素问·至真要大论》云："太阳之复，厥气上行……腰脽反痛，屈伸不便……"《素问·至真要大论》云："太阳在泉，寒复内余，则腰尻痛，屈伸不利，股胫足膝中痛。"《素问·气交变大论》："岁水不及，湿乃大行……寒疡流水，腰股痛发，腘腨股膝不便……甚则跗肿。"《素问·五常政大论》有云："湿气下临，肾气上从，当其时反腰椎痛，动摇不便也。"一般认为肾虚是导致腰腿痛的内因，而扭伤、劳损及风寒湿邪侵袭是导致腰腿痛的外因，如《诸病源候论·腰背病诸候》有云："夫劳伤之人，肾气虚损，而肾主腰脚，其经贯肾络脊，风邪乘虚，卒入肾经，故卒然而患腰痛。"亦有曰："肾气不足，受风邪之所为也，劳伤则肾虚，虚则受于风冷，风冷与真气交争，故腰脚痛。"故《证治准绳》认为导致腰腿痛的病因"有风、有湿、有寒、有热、有挫闪、有瘀血、有滞气、有痰积，皆标也；肾虚，其本也。"

谷师认为腰腿痛既可以是一个独立的病证，也可以是多种疾病发病后的主要临床表现，其病因复杂多样，或由外感风寒湿邪、劳伤筋脉、闪挫损伤引起，或因素体亏虚引起，或因他病引起。发病的病理机制也错综复杂，有虚有实。各种病因最终导致机体经络气血运行不畅，引起肌肉筋脉拘急而疼痛。

二、辨证分型

根据患者的临床表现，谷师将腰腿痛分为瘀血阻络、寒湿痹阻、湿热下注、肝肾亏虚、水湿内停、肾阳亏虚六型分别进行辨证论治。

1. 瘀血阻络型　此型一般有较明确的外伤史，症见腰腿疼痛，痛有定处，按之痛甚，俯仰不利，转侧不便，日轻夜重，晨起活动后减轻，舌质暗紫，或有瘀斑，脉弦紧或涩。治宜活血祛瘀，通络止痛。方用身痛逐瘀汤加减：当归、川芎、五灵脂、秦艽、羌活、香附、桃仁、红花、没药、地龙、怀牛膝、白芍、甘草等。

2. 寒湿痹阻型　为寒湿之邪阻滞经络所致，主要表现为腰腿疼痛重着，畏风恶寒，肢体发凉，转侧不利，变天或阴雨天症状加重，舌质淡，苔白腻，脉沉涩。治宜温经通络，散寒化湿。方用当归四逆汤加减：当归、细辛、通草、桂枝、白芍、熟附子、怀牛膝、炙甘草、大枣。

3. 湿热痹阻型　为湿热之邪下注经脉，与血互结，壅滞不通所致，症见腰腿重滞胀痛，屈伸不利，舌质红，苔黄腻，脉滑数或弦数。治宜清热祛湿，化痰通络。方用四妙散加二陈汤加减：苍术、黄柏、怀牛膝、薏苡仁、白芍、清半夏、茯苓、陈皮、甘草。伴关节肿胀热痛者，加牡丹皮、栀子。

4. 水湿内停型　为体内水液运化失常，气不化水所致，症见下肢肿胀，身重腿痛，肢体乏力，休息后减轻，舌质淡，苔白，脉浮。治宜健脾祛湿，化气行水。方用五苓散加减：茯苓、泽泻、白术、猪苓、车前子、山药、怀牛膝、白芍、甘草。

5. 肝肾阴虚型　为慢性劳损或久病不愈所致，症见腰膝酸痛，肢体乏力，耳鸣，劳累后加重，休息后减轻，舌红苔少，脉细。治宜补益肝肾，舒筋壮骨。方用左归丸加减：山萸肉、生地黄、山药、续断、狗脊、枸杞子、怀牛膝、白芍、炙甘草。

6. 肾阳亏虚型　为肾阳亏虚，不能温养所致，症见畏寒肢冷，尤以下肢为甚，腰膝酸软，神疲乏力，舌质淡，脉沉细。治宜温补肾阳，温通经脉。方用二仙汤加减：淫羊藿、仙茅、巴戟天、续断、狗脊、肉桂、菟丝子、韭菜子、怀牛膝、白芍、炙甘草。

三、临证经验

1. 辨证注重从整体出发　随着现代医学的发展，在对腰腿痛的治疗上，临床中很多医者以现代医学影像学检查作为诊断依据，认为其发病多由腰椎间盘突出症、腰椎管狭窄症、腰椎滑脱症、退行性脊柱炎、坐骨神经痛、骨质疏松

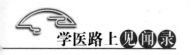

症等疾病引起，常规应用非甾体类药物消炎镇痛、营养神经、缓解神经根水肿，以及激素等药物进行治疗，甚至手术治疗。药物虽可取得一定的疗效，但多不能从根本解除患者病痛，停用药物后易于反复，且长期应用易导致不良作用。手术治疗有时亦不能解除患者病痛。而且现代医学对有些腰腿痛的诊断尚不能明确，医学影像学检查还不能完全解释其临床现象，中医适宜技术、中药对腰腿痛的治疗越来越受到临床医生的重视和患者的欢迎，临床多采用化瘀通络或温经通络之法进行治疗，如手法、针灸、拔罐、牵引、局部热敷、中药熏洗、膏药贴敷、离子导入等，对瘀血阻络型和寒湿痹阻型的疗效明显，对其他证型则效果不定。谷师认为对腰腿痛的辨治，既不能依赖于影像学检查报告，也不能仅局限于腰腿局部，亦不能见腰腿痛就一味采用活血化瘀、温经通络之法，应从患者的整体出发，四诊合参，辨证论治，通过调整机体的功能状态，从而达到疏通经络、解除痹痛的目的。

2. 治病当分清虚实缓急　腰腿痛的病因复杂多样，病程也长短不一，病症更是轻重各异，发病的病理机制也错综复杂，有虚有实。从病因来看，风寒湿邪外束、筋脉劳伤、闪挫损伤、素体亏虚、他病等均可引起腰腿痛。从病程来看，发病急、病程短的多为实证或本虚标实之证；起病缓，病程长的多为虚证或虚实夹杂之证。从虚实来看，正虚可致气血亏虚，筋脉失养，不荣则痛；邪实可阻滞经脉气血运行，正虚则推动无力，导致气血运行不畅，经脉痹阻，不通则痛。因此在临床中应仔细辨证，分清虚实缓急。

3. 用药注重柔筋缓急止痛　疼痛为腰腿痛的主要临床表现，谷师认为各种病因最终导致机体经络气血运行不畅，引起肌肉筋脉拘急而引发疼痛，缓解或解除腰腿部的疼痛是治疗腰腿痛的首要目的，因此在治疗腰腿痛进行整体辨证论治的同时，方中适当佐用柔筋缓急止痛之品，如怀牛膝、白芍、甘草，痛甚则加延胡索，可取得较好的临床疗效。牛膝具有活血通经，补肝肾，强筋骨，引血下行之功。《神农本草经》云："牛膝，主寒湿痿痹，四肢拘挛，膝痛不可屈伸，逐血气。"《本草经疏》载有："牛膝……主寒湿痿痹，四肢拘挛、膝痛不可屈伸者，肝脾肾虚，则寒湿之邪客之而成痹，及病四肢拘挛，膝痛不可屈伸"。张锡纯在《医学衷中参西录》中亦记有："牛膝……善行气血下注，故善治肾虚腰疼腿疼，或膝疼不能屈伸。"芍药、甘草相伍，乃是《伤寒论》名方芍药甘草汤，具有柔筋解痉、缓急止痛的效用。三药合用对于缓解腰腿痹痛具有良好的作用。

四、病案举例

1. 病案一　患者，女，43岁，2016年3月1日初诊。主诉腰膝部疼痛4月余。伴有双腕部疼痛，晨起疼痛明显，活动后疼痛减轻，未曾系统治疗，症状逐步加重，行走时出现跛行。查体：腰部无明显压痛，$L_{4/5}$叩击痛，无放射痛，四肢关节无红肿，关节被动屈伸活动正常，膝关节主动屈伸时疼痛，右下肢直腿抬高试验60°（+），左下肢直腿抬高试验70°。患者同时伴有口干，近1个月时盗汗，纳差，脘部时痛，大便溏，日行3~5次，无腹痛，小便略频，月经正常，舌苔稍白厚，舌下脉络紫粗，脉弦涩略沉。查类风湿因子阳性，血沉30mm/h。证属瘀血阻络，治以活血祛瘀、通络止痛。谷师给予身痛逐瘀汤加减：当归10g，川芎15g，怀牛膝25g，地龙10g，秦艽10g，羌活10g，香附10g，五灵脂10g，桃仁10g，红花10g，没药10g，白芍12g，白术15g，炙甘草10g。因患者煎药不便，颗粒剂7剂，早晚分2次冲服，每日1剂。二诊，患者腰腿部疼痛明显减轻，双腕部疼痛亦减，纳好转，食多则脘部不适，仍有口干、盗汗、小便略频，舌苔稍白厚，脉略弦涩，大便略溏，日1~2次。谷师在初诊方的基础上加用生龙骨、生牡蛎各25g，继予颗粒剂7剂冲服。三诊患者症状明显改善，继服上方14剂。

按：该例患者腰腿痛虽无明显诱因，但晨起症状明显而活动后减轻，伴有舌下脉络紫粗，脉弦涩略沉，根据四诊资料辨证为瘀血阻络，故治以活血祛瘀、通络止痛之法，采用王清任的身痛逐瘀汤进行加减；另加用牛膝、白芍、白术、甘草以调和肝脾、柔筋缓急止痛。

2. 病案二　患者，女，27岁，2015年12月25日初诊。主诉腰腿部冷痛3月余，伴有手足麻凉，身畏寒，纳差，脘痛阵作，月经正常，二便正常，舌

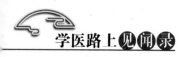
质淡，舌苔薄白，脉略弦。证属肝经虚寒，寒邪痹阻，治宜温经散寒通络。谷师给予当归四逆汤加减：当归 10g，细辛 3g，通草 10g，桂枝 12g，白芍 10g，熟附子 12g，怀牛膝 20g，炙甘草 10g，生姜 5 片，大枣 3 枚。10 剂，颗粒剂早晚分 2 次冲服，日 1 剂。二诊，患者腰腿部冷痛感明显减轻，手足麻凉感减轻，感身有热感，万痛未作，舌苔薄白，脉略沉弦。谷师在首诊方的基础上改熟附子 15g，以加大温经散寒之力，继予颗粒剂 14 剂冲服后症状已不明显，继服 14 剂后症除。

按：该例患者为寒邪阻滞经络所致，寒凝则血瘀，"血为气之母"，血行不利，阳气不能达于四末"气为血之帅"，营血不能充盈血脉，故出现四肢、腰部的冷痛、麻凉，舌苔薄白，脉略沉弦皆为寒邪痹阻之象。故治以温经散寒通络之当归四逆汤，散寒与温阳并用，温通经脉，使卫气营血得以充养四肢经络；合怀牛膝以补肝益肾，强腰膝，活血通络；合以芍药、甘草调和肝脾、缓急止痛，则病可除。

（谷右天，于秀梅，谷越涛 .《光明中医》2017 年）

谷越涛主任治疗慢性肾小球肾炎的经验分析

慢性肾小球肾炎是以蛋白尿、血尿、水肿以及高血压病为主要临床表现的疾病，具有起病隐匿、病程迁延的特点。慢性肾小球肾炎不同病理类型的预后有着显著差异，大部分患者病情进展缓慢，但最终都将发展至慢性肾衰竭，目前现代医学尚无特效治疗方法。中医学根据慢性肾小球肾炎临床表现而将其归属于"水肿""尿血""腰痛""虚劳"等范畴。谷越涛主任医师是第三、四、六批全国老中医药专家学术经验继承工作指导老师、山东省名中医药专家学术继承工作指导老师。谷越涛主任医师在临床中善用二仙汤加减治疗阴阳两虚型慢性肾小球肾炎，本研究基于临床医案数据统计观察临床疗效，并运用中医传承辅助平台系统分析用药特点，以期更深入挖掘整理谷越涛主任医师的学术经验。

一、资料与方法

1. 一般资料 收集 2018 年 1 月—2018 年 12 月于谷越涛主任医师门诊就诊的符合诊断标准的患者 86 例，按照随机数字表法分为试验组和对照组各 43 例。试验组 43 例，男 23 例，女 20 例；年龄 24 ~ 68 岁，平均年龄（41.62±11.86）岁；病程 2 ~ 13 年，平均病程（5.4±3.0）年。对照组 43 例，男 21 例，女 22 例；年龄 22 ~ 67 岁，平均年龄（39.23±11.87）岁；病程 1 ~ 14 年，平均病程（5.7±4.2）年。2 组患者的性别、年龄及病程等一般资料对比，差异无统计学意义，可进行对比。

2. 诊断标准 中医诊断标准：符合 2002 年版《中药新药临床研究指导原则》的标准，主症：浮肿或腰膝酸软、乏力、面色无华或㿠白、畏寒或五心烦热；次症：口干或咽痛、便溏，舌淡红或淡白，脉沉细或细弱。其中主症需具备 3 项及以上，兼症满足 2 项（需参考舌脉）。西医诊断标准：参照中华中医药学会 2011 年《慢性肾小球肾炎诊疗指南》：起病缓慢，病情迁延，时轻时重，肾功能逐步减退，后期出现贫血、电解质紊乱，血尿素氮、血肌酐升高等；有不同程度的水肿、蛋白尿、血尿、管型尿、贫血及高血压病等表现；病程中可因呼吸道感染等原因诱发急性发作，出现类似急性肾炎的表现。

3. 纳入与排除标准 纳入标准：①符合中医阴阳两虚型证候诊断标准；②符合西医诊断标准，且患者肌酐水平正常，即波动在 53 ~ 124 μmol/L；③年龄 18 ~ 70 岁；④既往未服用激素、免疫抑制剂；⑤患者知情同意者。排除标准：①确定由高血压、系统性红斑狼疮、糖尿病等继发因素所致者；②合并有严重原发性疾病者，如心血管、肝脏、造血系统等疾病；③妊娠期或哺乳期患者；④精神疾患或其他依从性差者。

4. 治疗方法

（1）基础治疗：包括低盐、低脂、低优质蛋白饮食等对症治疗。对于高血压病者，降压药物首选钙离子拮抗剂（CCB）或 β 受体阻滞剂，并根据血压

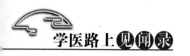

控制情况随时调整药物用量；对于高血脂患者通过饮食、运动或通过服用不影响蛋白排泄的降脂药物，使血脂控制达标；观察过程中，若出现其他症状如水肿严重者，可采用呋塞米等对症治疗。

（2）分组治疗：对照组：在基础治疗的基础上，加用知柏地黄丸（规格：每10丸重1.7g，生成批号：2005051，生产厂家：芜湖张恒春药业有限公司），服用方法：1次8丸，每日3次。试验组：在西医基础治疗的基础上，给予二仙汤加减，药物取自聊城市中医院中药房，并且药源固定。服用方法：每日1剂，水煎服，2次共煎取汁液约400ml，分早晚各服200ml。12周为一个疗程。

5. 观察指标　记录2组患者治疗前后尿蛋白定量、尿沉渣红细胞计数及中医症状积分变化。

6. 疗效判定标准

（1）临床疗效判定标准：①治愈：24小时尿蛋白定量正常；尿沉渣红细胞数计数正常；②显效：24小时尿蛋白定量减少≥40%；尿沉渣红细胞计数检查减少≥40%；③有效：24小时尿蛋白定量减少<40%；尿沉渣红细胞计数检查减少<40%；④无效：临床表现与上述实验室检查均无改善或加重者。

（2）证候疗效判定标准：①治愈：中医临床症状、体征消失或基本消失，证候积分减少≥95%；②显效：中医临床症状、体征明显改善，证候积分减少≥70%；③有效：中医临床症状、体征均有好转，证候积分减少≥30%；④无效：中医临床症状、体征均无明显改善，甚或加重，证候积分减少不足30%。

7. 统计学方法　①采用SPSS 22.0统计分析软件进行计算，计量资料采用双侧t检验，计数资料行 χ^2 检验。$P \leq 0.05$ 认为差异有统计学意义。②"中医传承辅助平台（Ｖ2.5）"是中国中医科学院与中国科学院共同研发的一种集数据录入、查询、分析等多种功能于一体的软件。该软件使用数据挖掘、人工智能、网络科学等技术和方法，根据在使用中遇到的实际情况，以中医数据分析为核心，可用于分析录入数据证候、症状、症药、病药、药物之间的相互关联，并能通过复杂的网络形式将分析结果进行可视化分析，进一步分析其内在关联性，从而得出用药特点及提取出核心组合，并通过聚类组合出新处方，对于名老中医的临床经验传承分析有很大的帮助。

二、结果

1.2组患者临床总疗效比较　试验组总有效率明显优于对照组（$P < 0.05$）。见表1（略）。

2.2组患者治疗前后症状积分比较　试验组和对照组治疗后积分均下降，$P < 0.05$；与对照组相比，治疗后试验组下降更明显，$P < 0.05$，说明试验组能更好地改善患者的中医症状。见表2（略）。

3.2组患者治疗前后尿蛋白定量比较　2组治疗后尿蛋白定量均下降，$P < 0.05$；与对照组相比，治疗后试验组下降更明显，$P < 0.05$，说明试验组在降尿蛋白方面优于对照组。见表3（略）。

4.2组患者治疗前后尿红细胞计数比较　2组治疗后尿红细胞计数均下降，$P < 0.05$；但试验组下降更明显，$P < 0.05$，说明试验组在降尿红细胞方面优于对照组。见表4（略）。

5.中医传承辅助平台（Ⅴ2.5）用药特点分析

（1）药物使用频次统计表：二仙汤中淫羊藿、巴戟天、仙茅使用频率最高，体现了谷越涛主任医师重视肾阳的思想；加减常用续断、狗脊、枸杞子等以补肾填精。

（2）常用药物用量频次（横轴为用量，纵轴为频次）：常用药物的用量基本波动在12～15g，体现谷越涛主任医师临床用药尽量用最小的剂量达到最佳疗效的特点。

三、讨论

慢性肾小球肾炎属于肾病科常见的难治性疾病之一，临床表现以乏力、浮肿、多尿或少尿为主，该病发病率高、迁延难愈，严重影响患者的生存质量。中医学根据其临床表现将其归属于"水肿""尿血""腰痛""虚劳"等范畴。中医认为慢性肾小球肾炎的病机为本虚标实之证，病位在肾、肺、脾、肝，认

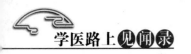

为肾气虚衰是其发病的主要原因，治疗时应审因论治，标本兼顾。国家中医药管理局慢肾风（慢性肾小球肾炎）中医诊疗方案（2017 年）。将本病的证候分为本证与标证，本证包括 5 型，脾肾气虚证、肺肾气虚证、气阴两虚证、脾肾阳虚证、肝肾阴虚证，标证包括水湿证、湿热证、血瘀证、湿浊证 4 型。

二仙汤是中医名方，方中仙茅、淫羊藿温肾阳、补肾精，黄柏、知母滋肾阴、泻肾火，当归温润养血，调理冲任，共起温肾补精泻火调任的作用。本研究显示，运用二仙汤加减治疗 12 周后，试验组患者尿蛋白定量、尿红细胞计数均显著低于对照组（$P < 0.05$），其临床总有效率亦高于对照组（$P < 0.05$）。由此可见二仙汤加减可有效减少慢性肾小球肾炎患者蛋白尿、血尿，改善中医症状，提高患者生活质量。现代药理研究表明：生、制仙茅正丁醇层能使腺嘌呤致肾阳虚小鼠的脏器指数增加，并可提高免疫力；淫羊藿亦可调节内分泌功能，提高免疫力；巴戟天具有抗凝、活血化瘀、提高免疫力作用；知母、黄柏等具有抗炎、抗氧化、降血压的功能。

中医学认为肾为先天之本，寓元阴元阳，具有主管生长发育，生殖，水液代谢、纳气等功能。《黄帝内经》云肾为"封藏之本，精之处也"，所藏之精包括禀受于父母的先天之精和脾胃所化的后天之精。肾精又可化生为肾气，肾气是维持生命活动的基本动力。肾精与肾气两者互为体用，相互促进。若禀赋不足、它病及肾、饮食失宜等造成肾气不固，肾精失于封藏，精微丢失，经由尿液泄露于外而形成蛋白尿。若肾阳不足，失于温煦，或肾阴亏损，虚火内生，扰于肾室，亦导致体内精微下注而形成蛋白尿。正如《素问·水热穴论》亦云："肾者，胃之关也。关门不利，故聚水而从其类也"。谷越涛主任医师认为慢性肾小球肾炎患者，尤其是病情反复久治不愈者，肾脏形气俱损、阴阳并虚，在临床治疗中应注重收涩、填补肾精，但尽量避免运用大辛大燥、收敛固涩、峻列补益之品，如附片、肉桂等，因此时肾脏已无力承受大辛大燥、收敛固涩、峻列补益之品，若过用反而会导致肾脏形、气进一步损伤，宜选用巴戟天、菟丝子、淫羊藿等温润两顾之品，且用量不宜过大，并偏重以补肾阳为主。如本研究所示二仙汤常用续断、狗脊、枸杞子、菟丝子、沙苑子等药物加减以温肾阳、补肾精、滋肾阴，且用量多为常量。同时谷越涛主任医师认为在治疗时应重视整体，扶正和祛邪相兼顾，用药应灵活，随症加减。本研究中，肾阴阳两虚伴纳差者，加用焦山楂、炒神曲、炒麦芽；伴眠差者，加龙骨、牡蛎；伴脾虚者，加用白术、黄芪、党参等。

　　本研究显示了谷越涛主任医师运用二仙汤加减治疗肾阴阳两虚型慢性肾小球肾炎的临床疗效，同时体现了谷越涛主任医师临床注重辨证论治，用药求精，用最少的药味、最小的剂量、最便宜的药物，达到最快、最高的疗效，值得广大临床工作者学习。

　　　　　　　　　（贾佑铎，于秀梅，丁云东，等 .《光明中医》2021 年）

基于医案分析谷越涛运用五苓散的经验

　　近年来，因水气病就诊的患者逐年增加，其中以慢性病中出现身体局部水肿及典型的太阳蓄水证最为常见。谷越涛教授常用五苓散治疗此类病证，并收到良好疗效。五苓散出自《伤寒论》，其功效为温阳化气利水，通过恢复机体的气化，来改善全身的水液代谢。谷越涛教授是第三、四、六批全国老中医药专家学术经验继承工作指导老师、山东省名中医药专家学术继承工作指导老师。谷越涛教授从事临床工作 50 余年，积累了丰富的临床经验，使用经方精准灵活，现将谷越涛教授运用五苓散的经验进行综述，旨在为临床提供借鉴。

一、功效分析

　　1. "太阳病，发汗后，大汗出，胃中干，烦躁不得眠，欲得饮水者，少少与饮之，令胃气和则愈。若脉浮，小便不利，微热消渴者，五苓散主之。"

　　2. "中风发热，六七日不解而烦，有表里证，渴欲饮水，水入则吐者，名曰水逆，五苓散主之。"

　　3. 分析《伤寒论》中五苓散条文，可知，无论是水热互结于膀胱之"太阳

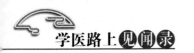

蓄水"，还是水热互结于胃之"水逆"，五苓散可以帮助人体恢复气化，通利水湿，解决水停于人体局部的问题。结合谷越涛教授临床中应用五苓散的经验，可以将五苓散的功效进一步扩大，凡是慢性病中局部有停水的情况，都可以考虑应用五苓散随证治疗。

二、组方分析

五苓散在伤寒论中，组方如下：猪苓十八铢，白术十八铢，泽泻一两六铢，茯苓十八铢，桂枝半两。根据汉代度量衡，换算成现代剂量，组方如下：猪苓12g，白术12g，泽泻18g，茯苓12g，桂枝8g。谷越涛教授认为，就原方来看，五苓散的方义是重用淡渗利水的药，轻用气化药。利水渗湿的猪苓、茯苓都用至12g，而利水渗湿泄热的泽泻则用至18g。气化中焦，燥湿健脾的白术用了12g，温阳化气的桂枝用量较少，只用到了8g。笔者应用病案整理系统，统计分析谷越涛教授的用药经验及规律，在2017年到2018年两年间，共应用五苓散552例。其中，各味中药出现的频次如表1（略）。

通过数据分析与原方对比，猪苓、白术、桂枝三味药的用量及比例与《伤寒论》中记载大致相同，而泽泻和茯苓的应用则有较大差距。谷越涛教授应用泽泻，89%的病例中用到了12g，根据《伤寒论》记载，五苓散中泽泻用量是最大的，达到18g。谷老认为，《伤寒论》中泽泻之所以用量最大，是因为存在下焦水热互结的情况，需重用泽泻来泄水热，而在临床中病情较为复杂，很多慢性病患者体质长期处于虚寒的状态，故稍减泽泻之量，防止过度凉利而伤正，因此来稍减缓五苓散利水之力。谷越涛教授临床中应用茯苓，用量较大，87%的病例中用到了25g，最小也用到20g，与原方中12g的用量差距较大。谷越涛教授认为，很多慢性病患者迁延不愈，脾气亏虚，茯苓淡渗利湿且能健脾，配合白术健脾补虚，非重用不能建功。增量茯苓，减量泽泻，使利水之力不至于过猛，又兼固护了脾胃，尤其适合如今病证繁杂的患者。

谷越涛教授认为，在临床中，单纯的太阳蓄水证较少见，而在诸多的慢性病患者中，尤其是肾脏疾病，既存在着局部的水肿，又有肾气亏虚，正气不固。

故在临床应用中，常在五苓散原方的基础上进行加味。运用病案录入系统进行药物出现频次统计，在 552 个应用五苓散的病案中，各味药出现的频次如表 2（略）。

　　临床中凡遇到太阳蓄水证，或是局部水液运化不利的，谷老常用五苓散原方进行治疗，但此类患者所占比例较小，根据药物频次的统计数据，发现在原方之外，沙苑子、金樱子出现频次最多，分别是 401 次和 392 次，这两味药也是谷越涛教授的常用配伍。沙苑子具有温补肝肾、固精缩尿之功，金樱子具有固精缩尿，涩肠止泻之功。临床中凡遇到肾病综合征、原因不明的蛋白尿，或是原因不明的尿检潜血，符合五苓散病机的，谷越涛教授常在五苓散原方基础上加上金樱子、沙苑子这组配伍。谷越涛教授认为沙苑子与金樱子相须为用，补中有收，慢性病患者体内不断丢失蛋白，丢失血液，都可以看作人体精华的流失，日久累及脾肾，必致脾肾亏虚。除了最常运用沙苑子、金樱子补中有收外，谷越涛教授还经常在组方中加入山药，山药出现的频次达到了 357 次。谷越涛教授认为，山药乃治虚劳妙品，最善平补脾肺肾，慢性病患者体内正气消耗大，很适宜用山药来补虚。针对人体精华的流失，无论是血分的流失，还是蛋白的流失，谷越涛教授还常用仙鹤草、茜草、海螵蛸这三味药。仙鹤草收敛止血之力强，又能补虚强壮；茜草和海螵蛸更长于收敛止血，三药合用制造强大的收敛力量，固住人体精华，不让其流失，遇到流失蛋白较多的，谷越涛教授常加入益智仁；尿检潜血达到（+++）的，常加血余炭；兼有腰部沉重疼痛的，常加川续断、狗脊。

三、医案

　　1. 五苓散治疗慢性肾小球肾炎案　患者段某，女，54 岁，患慢性肾小球肾炎 2 年余，平素周身乏力，无明显寒热，无汗出。时感头晕，腰部沉重不适，腿肿伴不适感。纳食可，眠尚可。尿无泡沫，大便正常，月经已断 5 年。近期尿常规示：尿蛋白（+），尿潜血（+）。舌体胖大有齿痕，舌苔薄白。脉略沉弦。

　　处方：茯苓 20g，泽泻 10g，白术 10g，猪苓 12g，桂枝 10g，山药 50g，

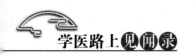

沙苑子15g，金樱子12g，仙鹤草25g，海螵蛸40g，茜草10g。

该方在五苓散的基础上加用了山药、沙苑子、金樱子、仙鹤草等补虚收敛、固涩止血之品，一方面恢复身体气化，一方面固护正气。患者连续服药3个月后，尿检示尿蛋白转阴，尿潜血转阴，头已不晕，全身乏力的状况大为减轻，自觉体力日渐增强，腰部沉重不适感减轻，腿肿消失。舌体较之前小，齿痕不明显，脉略弦但较之前偏软。

2. 五苓散治疗腰酸、口干案　患者李某，男，35岁，腰酸困2月余，因常年伏案工作，患者2月前出现腰酸困、乏力等证，西医诊为"腰肌劳损"，未予治疗。后寻中医诊治，予金匮肾气丸治疗月余，无效。现症见：口唇干，不欲饮食，无明显寒热，汗出多，活动后尤甚，腰酸困乏力，晨起自觉酸困加重，纳食可，二便调，眠可，舌质淡，舌体浮胖水滑，有齿痕，苔薄白，脉沉细。

处方：茯苓15g，猪苓12g，泽泻15g，白术10g，桂枝10g，干姜6g，车前子15g。

该方在五苓散的基础上加干姜与车前子，五苓散通利水湿，恢复气化，加干姜一味，合肾着汤之意，解决寒湿困腰的问题，加车前子以增强利水渗湿之功。患者服药3天后，腰酸困明显减轻，口干鼻干唇干好转，继服5剂，诸证痊愈。

四、总结

五苓散在临床中的应用确为广泛，谷越涛教授认为，凡身体气化功能失常，水湿弥漫全身，导致的各种症状，如口唇干，鼻干，口渴，身体各部位的酸困沉重，局部的水肿。只要病机符合五苓散证的，都可以考虑应用五苓散来治疗。不伴有慢性病的，通常疗效迅速，很快就能解决患者的痛苦。伴有慢性病的，在五苓散基础上加用补虚收敛固涩之品，经过几个疗程的长期治疗，大都能收到满意疗效。

（董科威，于秀梅，张宏国.《世界最新医学信息（电子版）》2019年）